人体运动功能强化及损伤预防训练丛书

U0725038

膝 关 节
稳定性评估
与训练指南

孔令华　闫琪◎编著

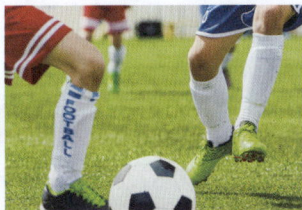

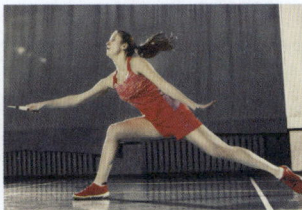

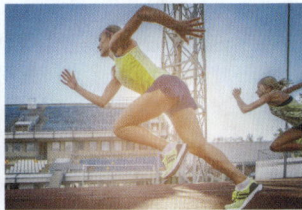

人民邮电出版社
北京

图书在版编目（CIP）数据

膝关节稳定性评估与训练指南 / 孔令华，闫琪编著
. -- 北京：人民邮电出版社，2025.5
（人体运动功能强化及损伤预防训练丛书）
ISBN 978-7-115-60779-9

Ⅰ．①膝… Ⅱ．①孔… ②闫… Ⅲ．①膝关节－稳定
性－评估－指南②膝关节－稳定性－运动训练－指南
Ⅳ．①R322.7-62

中国国家版本馆CIP数据核字(2023)第027492号

内 容 提 要

　　本书首先介绍了膝关节的解剖学结构与运动功能，接着以相邻关节理论为基础，对骨盆、髋关节和踝关节对膝关节稳定性的影响进行了讲解，然后对与膝关节稳定性相关的周围软组织功能筛查、体态评估和动作评估方法进行了解析，并以真人示范、分步骤图解的方式，对改善膝关节稳定性的6大训练步骤及其包括的典型动作练习进行了详细讲解，最后提供了针对不同阶段的膝关节稳定性提升锻炼计划。

　　不论是体能教练、运动康复师等专业人员，还是运动与健身爱好者，均可通过本书学习提升膝关节稳定性的科学锻炼方法，从而优化下肢运动链，预防膝关节损伤，缓解膝关节疼痛。

◆ 编　著　孔令华　闫　琪
　　责任编辑　刘　蕊
　　责任印制　马振武

◆ 人民邮电出版社出版发行　北京市丰台区成寿寺路 11 号
　　邮编　100164　电子邮件　315@ptpress.com.cn
　　网址　https://www.ptpress.com.cn
　　北京九天鸿程印刷有限责任公司印刷

◆ 开本：700×1000　1/16
　　印张：11.75　　　　　　　　2025 年 5 月第 1 版
　　字数：230 千字　　　　　　2025 年 5 月北京第 1 次印刷

定价：68.00 元

读者服务热线：(010)81055296　印装质量热线：(010)81055316
反盗版热线：(010)81055315

目录 CONTENTS

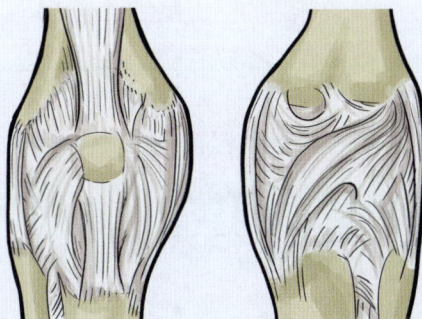

第3章　与膝关节稳定性相关的评估

第 4 章 膝关节稳定性锻炼策略

第5章 膝关节稳定性锻炼计划安排

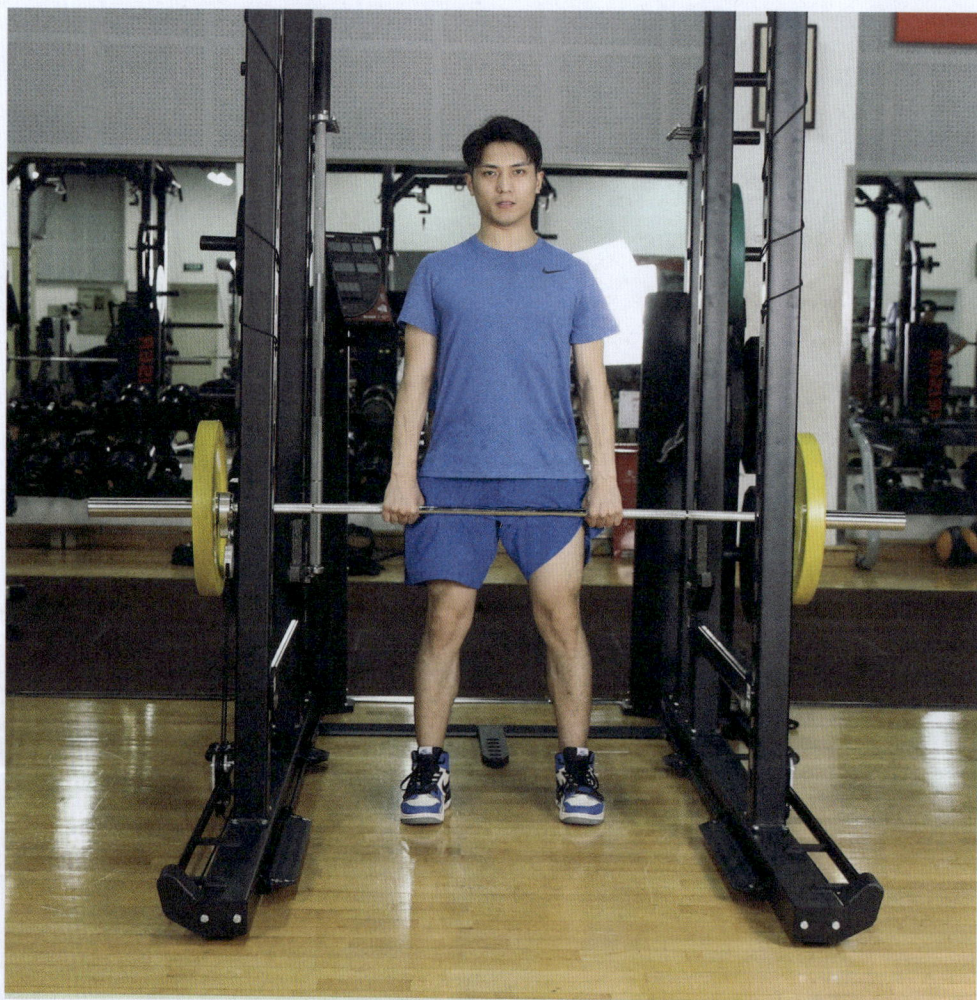

第1章

认识膝关节

膝关节看似结构简单，但其实是人体较复杂的关节之一。膝关节没有骨性稳定结构，仅由周围肌肉和韧带维持稳定和支撑，因此膝关节稳定性主要是由周围软组织提供的，而不是由其骨骼结构来实现的。当膝关节受到外界环境施加的剧烈的横向力或旋转力时，膝关节骨性结构无法维持其稳定性，故膝关节成为人体最易损伤的关节之一。

膝关节解剖学

膝关节属于屈戌关节，由股骨远端、胫骨近端和髌骨构成。膝关节动作在两个平面内进行，即屈曲、伸展和内旋、外旋。膝关节旋转并不是随意运动，而是伴随着屈曲和伸展的附属运动。膝关节在屈伸位的活动度是从伸展位 0° 到屈曲位 120° ~ 135°，以及 5° ~ 10° 的过伸角度。

膝关节骨骼构成

膝关节是由股骨远端、胫骨近端以及髌骨（如图 1.1~ 图 1.4 所示）连接构成的。

股骨远端

- **股骨内侧髁**

  股骨远端内侧末端，为股骨远端增大的骨质结构，呈宽扁状，与胫骨近端共同构成膝关节。

- **股骨外侧髁**

  股骨远端外侧末端，为股骨远端增大的骨质结构，呈宽扁状，与胫骨近端共同构成膝关节。

TIPS

股骨内侧髁与股骨外侧髁之间形成了髁间窝，与胫骨近端髁间隆起相连接。

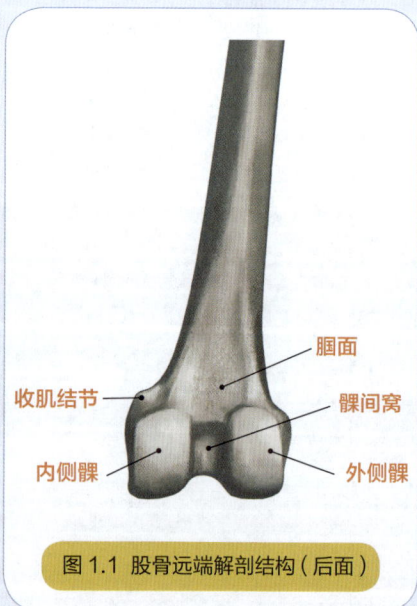

图 1.1 股骨远端解剖结构（后面）

收肌结节　腘面　髁间窝　内侧髁　外侧髁

- **股骨内上髁**

  股骨内侧髁内侧面粗糙隆起。

- **股骨外上髁**

  股骨外侧髁外侧面粗糙隆起。

- **收肌结节**

  股骨内上髁上方的一个三角形突起，为内收肌肌腱附着处。

- **髌面**

  股骨内侧髁和股骨外侧髁前方的关节面彼此相连形成的面，与髌骨后表面相连形成关节。

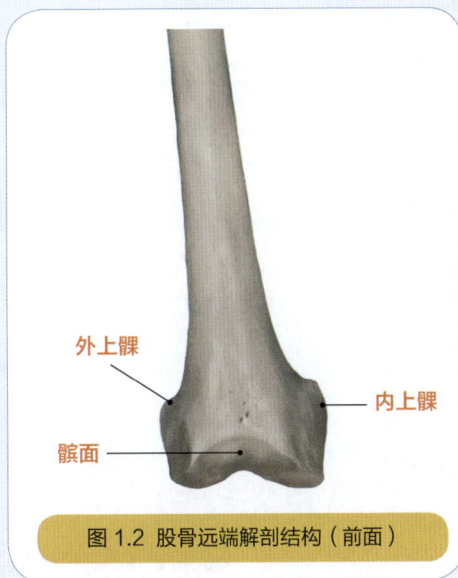

外上髁
内上髁
髌面

图 1.2 股骨远端解剖结构（前面）

胫骨近端

- **髁间隆起**

  胫骨内侧髁和胫骨外侧髁上关节面之间的粗糙隆起，向上与股骨髁间窝相连接。

- **胫骨内侧髁**

  胫骨近端内侧突起。

- **胫骨外侧髁**

  胫骨近端外侧突起。

- **胫骨平台**

  胫骨近端上方，与股骨远端内、外侧髁接触的面，包括胫骨内、外侧髁与髁间隆起。

- **胫骨粗隆**

  胫骨体前缘上端呈 V 形的粗糙隆起，为髌韧带附着处。

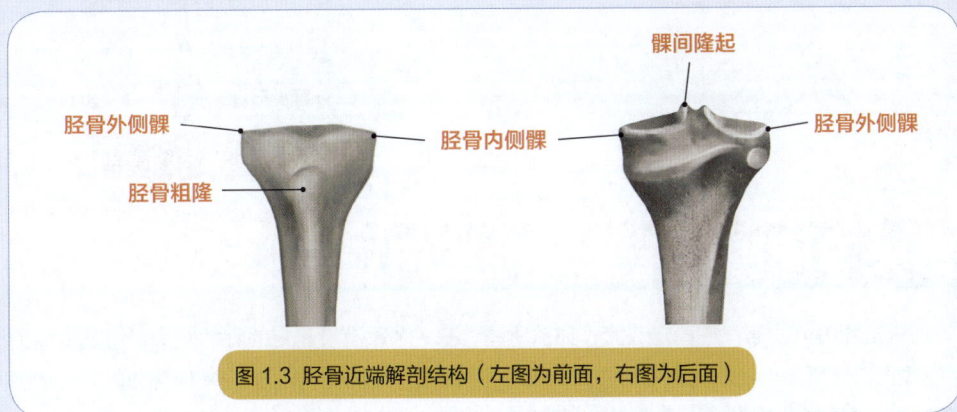

胫骨外侧髁
胫骨粗隆
胫骨内侧髁
髁间隆起
胫骨外侧髁

图 1.3 胫骨近端解剖结构（左图为前面，右图为后面）

髌骨

髌骨（如图 1.4 所示）是股四头肌肌腱内的一块三角形籽骨，也是全身最大的籽骨，呈扁粟状，位于皮下，能上、下、左、右移动，对膝关节起保护作用。髌骨后表面为关节面，光滑且覆有软骨，与股骨髌面相接，前面粗糙，有股四头肌肌腱通过。髌骨的主要功能是增加股四头肌的力学效益和保护膝关节。

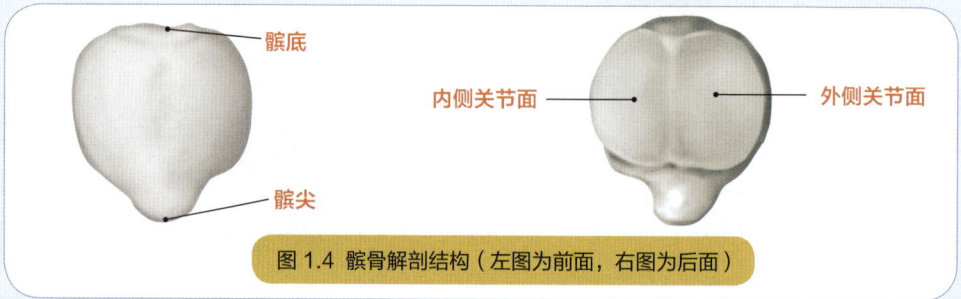

图 1.4 髌骨解剖结构（左图为前面，右图为后面）

腓骨

腓骨（如图 1.5 所示）是小腿长骨之一，较细，在小腿外侧，上端膨大称为腓骨头，其内上方有关节面与胫骨的腓关节面相连接。虽然腓骨并未构成膝关节，对膝关节没有直接的作用，但其固定在胫骨外侧帮助维持胫骨稳定，并且腓骨头也是股二头肌和膝关节外侧副韧带的附着点，为膝关节屈曲和膝关节稳定提供帮助。

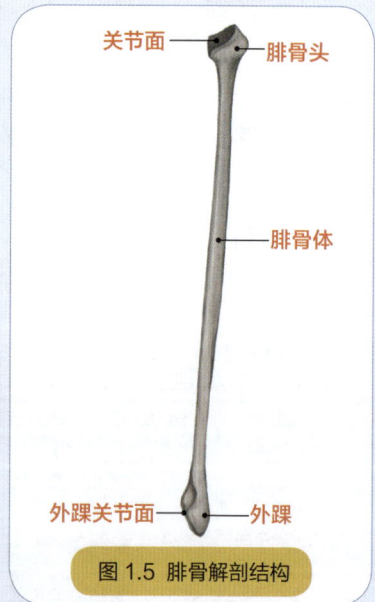

图 1.5 腓骨解剖结构

膝关节周围韧带及其他结构

韧带是膝关节的第一道稳定装置，如前所述，膝关节没有可稳定的骨性结构，而是由周围韧带（如图 1.6 所示）及肌肉连接一起共同配合维持稳定。其中，前、后交叉韧带和内、外侧副韧带起着十分重要的作用。

前、后交叉韧带

前交叉韧带起自胫骨髁间隆起的前方内侧与内侧半月板前角，斜向后上方外侧延伸至股骨外侧髁的内侧。后交叉韧带上端附着于股骨内侧髁的外侧面，斜向后下方延伸至胫骨髁间隆起后方。前交叉韧带从胫骨前方到股骨后方，后交叉韧带从股骨前方到胫骨后方。两条韧带交叉排列，维持膝关节在矢状面上的稳定。前交叉韧带防止胫骨相对于股骨过度前移或股骨相对于胫骨过度后移，在膝伸展位时防止膝关节过伸，在膝屈曲位时阻止胫骨前移；后交叉韧带防止胫骨相对于股骨过度后移或股骨相对于胫骨过度前移，在膝屈曲位时后交叉韧带变紧。

内、外侧副韧带

内侧副韧带即胫侧副韧带，扁平宽状，附着于股骨和胫骨内侧髁上，为膝关节内侧提供稳定，防止膝关节过度外翻。因内侧半月板附着在内侧副韧带上，故在内侧副韧带受到创伤时常引起内侧半月板损伤。外侧副韧带即腓侧副韧带，条索状，起自股骨外上髁，向下延伸至腓骨头，不与外侧半月板相连，为膝关节外侧提供稳定，防止膝关节过度内翻。在膝伸展位时内、外侧副韧带紧张，在膝屈曲位时内、外侧副韧带松弛。

半月板

半月板是附着在胫骨平台上，分内、外侧，呈半月形的纤维软骨。半月板承接股骨与胫骨，对股骨远端与胫骨近端连接凹陷处起到垫衬及缓冲减震的作用。

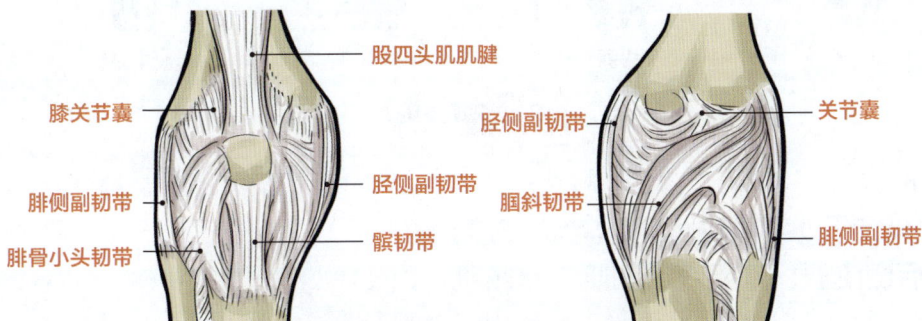

图 1.6 膝关节周围韧带（左图为前面，右图为后面）

股四头肌肌腱
膝关节囊
腓侧副韧带
腓骨小头韧带
胫侧副韧带
髌韧带
胫侧副韧带
腘斜韧带
关节囊
腓侧副韧带

膝关节周围肌肉

膝关节周围肌肉是膝关节的第二道稳定装置，也是非常重要的稳定装置。当膝关节周围韧带出现松弛影响膝关节稳定时，其周围肌肉将扮演重要角色继续维持膝关节稳定。膝关节前侧肌群负责膝伸展功能，后侧肌群负责膝屈曲功能，跨过内、外侧的肌群有助于维持膝关节内、外侧稳定。

前侧肌群：股四头肌

股四头肌是大而有力的膝伸展肌，由股直肌、股内侧肌、股外侧肌以及深层的股中间肌组成（如图 1.7 所示）。其中股直肌是跨越膝关节与髋关节的双关节肌，除伸膝功能外还具有屈髋功能。

股直肌起自骨盆中的髂前下棘，跨越髋关节向下延伸，通过髌骨连接髌韧带，止于胫骨粗隆。**股内侧肌**与**股外侧肌**均起自股骨粗线，在股骨内、外侧向下延伸，通过髌骨连接髌韧带，止于胫骨粗隆。**股中间肌**起自股骨体前侧，垂直向下延伸，通过髌骨连接髌韧带，止于胫骨粗隆。股四头肌的四块肌肉均附着在胫骨粗隆上。

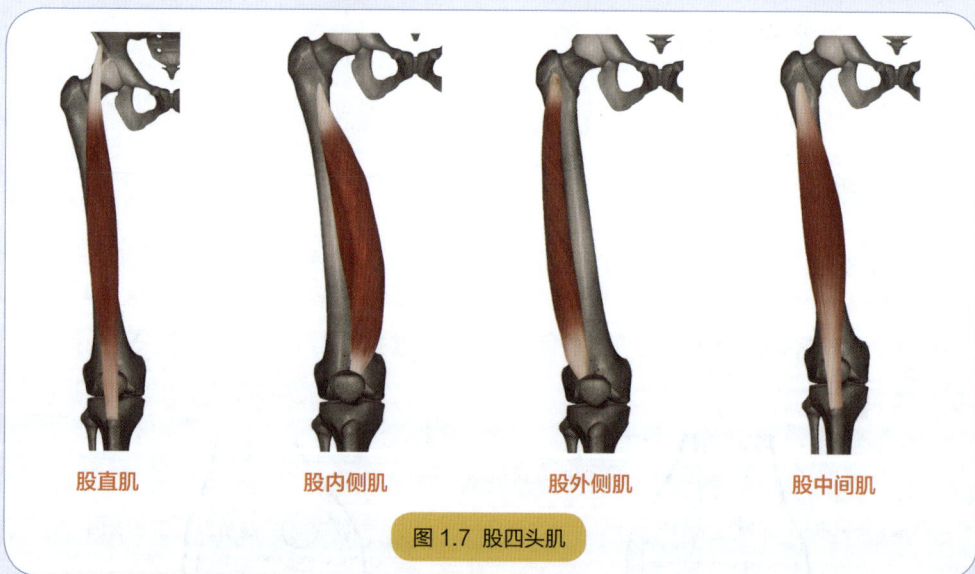

| 股直肌 | 股内侧肌 | 股外侧肌 | 股中间肌 |

图 1.7 股四头肌

后侧肌群：腘绳肌、腘肌、腓肠肌

腘绳肌由股二头肌、半腱肌和半膜肌构成（如图 1.8 所示），分布在大腿后侧。腘绳肌中除股二头肌短头外，其他肌肉均为双关节肌，跨过髋关节，具有髋关节伸展和膝关节屈曲功能。

股二头肌短头只穿过膝关节，具有膝关节屈曲功能。**股二头肌**分两个头，长头起自坐骨结节，短头起自股骨粗线外侧唇，两条肌肉共同向下延伸至腓骨头上。**半腱肌**起自坐骨结节，向下延伸至胫骨近端前内侧面，其肌腱较长，跨过膝关节后方再向前方走行。**半膜肌**起自坐骨结节，向下延伸至胫骨内侧髁后面。

腘肌是膝关节后侧腘窝处肌肉，起自股骨外侧髁外侧面上缘，斜行止于胫骨内侧髁后内侧（如图1.9所示），具有膝关节屈曲功能。其因斜向走行，具有斜向的拉力，当伸展位被锁定的膝关节需要屈曲

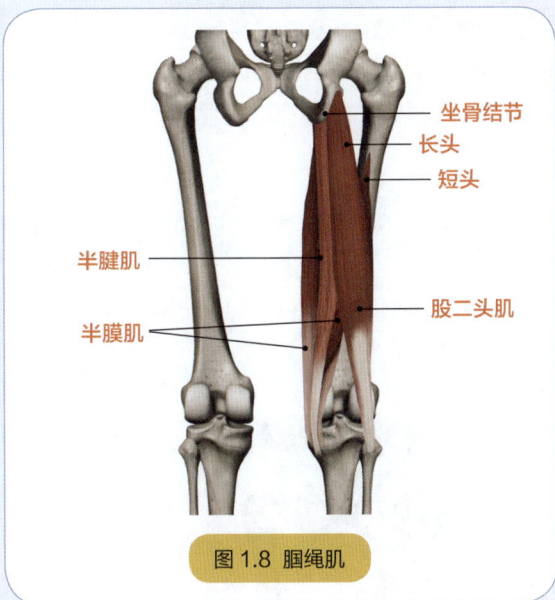

图 1.8 腘绳肌

时，腘肌提供了使胫骨内旋的力，解锁膝关节，因此腘肌也被称为"膝关节的钥匙"。

腓肠肌是小腿后群肌之一，因其肌肉起点跨过膝关节（如图 1.10 所示），对膝关节功能也产生影响。腓肠肌的两个头分别起自股骨内、外侧髁后面，向下延伸与比目鱼肌共同形成肌腱止于跟骨后侧。腓肠肌跨越膝关节和踝关节，在踝关节处具有跖屈功能，在膝关节处具有屈曲功能。此外腓肠肌可进行伸膝运动，但较为少见，需在股四头肌不参与运动的情况下进行。另外在闭链运动中，腓肠肌也可辅助膝关节伸展。

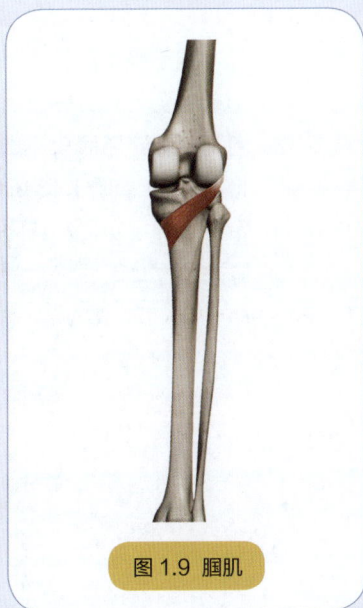

图 1.9 腘肌

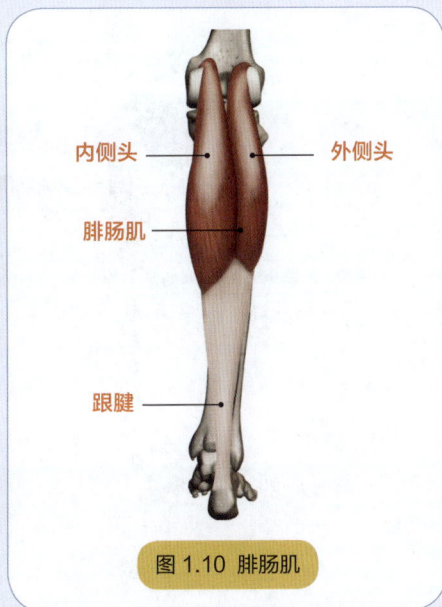

图 1.10 腓肠肌

内、外侧肌群：缝匠肌、股薄肌、阔筋膜张肌

缝匠肌是人体最长的肌肉，起自髂前上棘，经膝关节内侧，斜向内下方延伸至胫骨近端内侧面（如图 1.11 所示）。缝匠肌有使髋关节屈曲、外旋和膝关节屈曲、内旋的功能。

股薄肌属于大腿的内侧肌，位于大腿浅层，起自耻骨下支，向下延伸至胫骨近端前内侧面（如图 1.12 所示），可辅助膝关节屈曲。缝匠肌、股薄肌与半腱肌三块肌肉起自不同位置，沿膝关节内侧与后侧共同连接在胫骨近端前内侧面，有助于膝关节内侧的稳定性，其肌腱互相重叠，形似鹅足，称为"鹅足肌腱"。

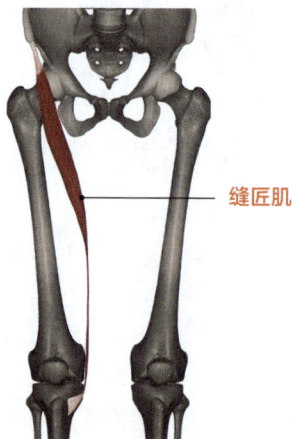

图 1.11 缝匠肌

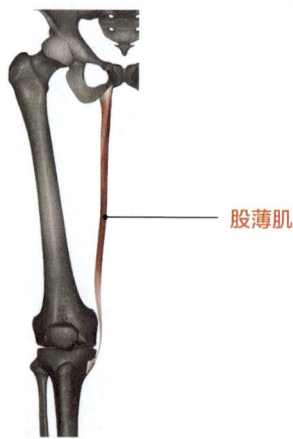

图 1.12 股薄肌

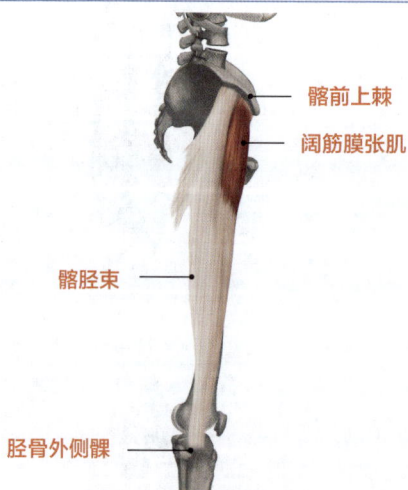

髂前上棘

阔筋膜张肌

髂胫束

胫骨外侧髁

图 1.13 阔筋膜张肌

阔筋膜张肌位于大腿上部前外侧，起自髂前上棘，向下移行于髂胫束，止于胫骨外侧髁（如图 1.13 所示），负责髋外展功能。其因跨越膝关节，止于胫骨近端，有助于膝关节外侧的稳定性。

膝关节运动学

在日常生活与运动中都会有膝关节的直接或间接参与（如图1.14所示）。膝关节由胫股关节和髌股关节构成，股骨、胫骨与髌骨连接在一起，让膝关节可以进行屈曲与伸展，同时当膝关节屈曲时，胫骨可相对股骨进行轻微的旋转。

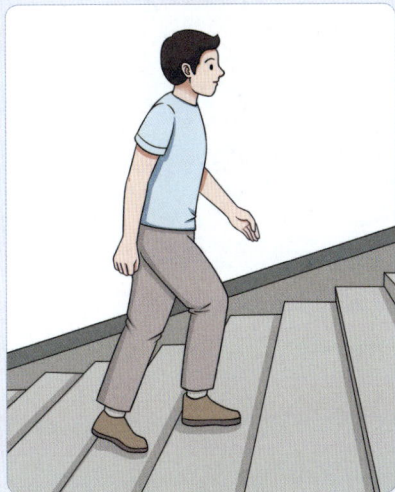

图 1.14 爬楼梯

首先简单介绍下肢力学轴线和下肢解剖学轴线（如图1.15所示）。**下肢力学轴线**是指从股骨头中心位置至距骨之间连成的一条直线，在正常情况下，该直线会穿过膝关节中心，即髌骨中点位置。**下肢解剖学轴线**是指穿越股骨与胫骨骨干的直线。股骨在伸向膝关节的方向略微向内倾斜，因胫骨近端平台是水平的，所以股骨远端与胫骨近端形成170°~175°的外侧夹角，称为胫股角。当胫股角在正常范围内时，下肢受力均匀分布在膝关节内、外两侧，当胫股角过大或过小时，下肢力学轴线偏移，膝关节内、外侧因受力不均易出现软组织挤压、磨损或撕裂等现象。

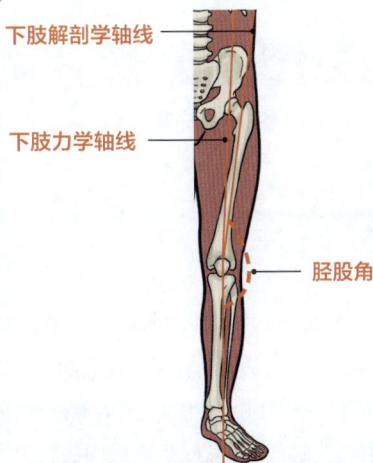

下肢解剖学轴线

下肢力学轴线

胫股角

图 1.15 下肢力学轴线与下肢解剖学轴线

胫股关节

胫股关节是由股骨远端股骨髁与胫骨近端胫骨平台以及周围软组织形成的关节。胫股关节拥有两个自由度，即在矢状面上的屈曲和伸展（如图 1.16 所示）以及水平面上的内旋和外旋。其关节旋转需在屈曲时被动进行，活动范围在 6°~7°。

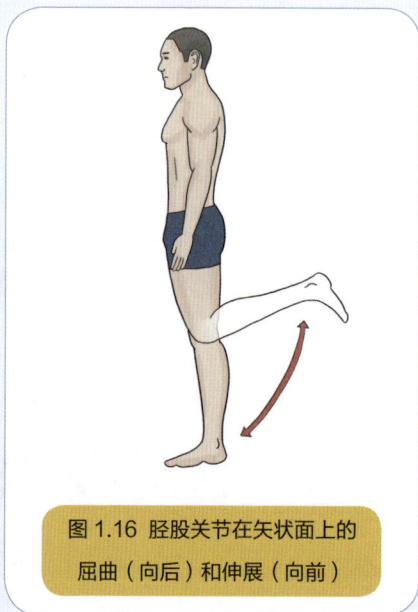

图 1.16 胫股关节在矢状面上的
屈曲（向后）和伸展（向前）

TIPS

自由度是指关节所允许完成的自由运动数，可多达三个，与运动平面（矢状面、冠状面、水平面）相对应。例如，膝关节在矢状面上进行屈曲和伸展，在水平面上进行内旋和外旋。

髌股关节

髌股关节是髌骨后表面与股骨髁间窝之间的关节，髌骨后表面在股骨髌面上滑动，主要由髌韧带固定在相应的位置。当膝关节伸直时，髌骨相对于股骨髁出现上移动作；当膝关节屈曲时，髌骨下移挤压股骨。其最终目的是确保膝关节在不同角度运动的情况下，髌骨都能与股骨保持接触，增加股四头肌作用力臂，提高股四头肌力学效益。髌骨的正常运动需在支撑膝关节的韧带、肌群等稳定装置共同作用下完成，在正常情况下，施加在髌骨上的力量应取得平衡，当此平衡被打破时，髌骨将会出现异常排列位置，扰乱正常运动轨迹，出现髌股关节疼痛现象。

第2章

膝关节损伤与稳定性的关系

　　膝关节连接股骨和胫骨，属屈戌关节，在所有体力活动和体育运动中扮演着十分重要的角色。其特殊的解剖学构造，决定它不是一个十分稳定的关节，因此膝关节的稳定性尤为重要。膝关节良好的稳定性，是我们进行日常体力活动和体育运动的保证。膝关节主要通过肌肉（主动稳定装置）和韧带（被动稳定装置）维持稳定，同时由肌肉与神经协调配合，共同维持膝关节稳定。当膝关节拮抗肌肌力不平衡、周围韧带松弛等问题出现时，膝关节活动异常，稳定性降低，最终可能产生各种膝关节运动损伤。由于不同原因出现的膝关节疾病会使膝关节稳定性降低，治疗后若没有进行稳定性强化干预，则可能再次出现损伤。良好的下肢生物力学是预防膝关节损伤的基础，下肢运动链中相邻关节解剖学位置的改变以及灵活性与稳定性的变化会对膝关节稳定性产生影响，本章将从相邻关节理论及姿势异常角度简要讨论膝关节稳定性的影响因素。

相邻关节理论

　　动作是骨骼和肌肉的运动功能表现，是人体各个关节之间配合的直接结果。在运动过程中各关节之间产生联动现象，即人体在维持平衡时，当一个关节排列发生改变，其他关节排列则同时发生改变。这种关节联动现象是随机的吗？是否存在一定的规律？相邻关节理论（Joint By Joint Approach）可以清晰地解释动作中各个关节联动现象。相邻关节理论由美国功能训练专家、功能性动作筛查（Functional Movement Screen，FMS）创始人格雷·库克（Gray Cook）提出。该理论认为：人体由下至上由踝关节、膝关节、髋关节、腰椎、胸椎、肩关节、颈椎等不同关节所连接起来，每个关节有主要的功能需求，主要分为"灵活性"和"稳定性"（如图2.1所示）。灵活性是指一个关节可以在关节全范围幅度里自由移动的能力。稳定性是指一个关节在静止或运动过程中可以抵抗其他身体部位移动，控制动作或维持正常关节位置的能力。稳定性又分为静态稳定性与动态稳定性，静态稳定性是指人体关节在固定或变化的外力负荷下保持静态稳定的状态，动态稳定性是指人体关节在持续或变化的外力负荷下，在动作过程中保持良好的位置和控制能力。具体关节功能需求如下。

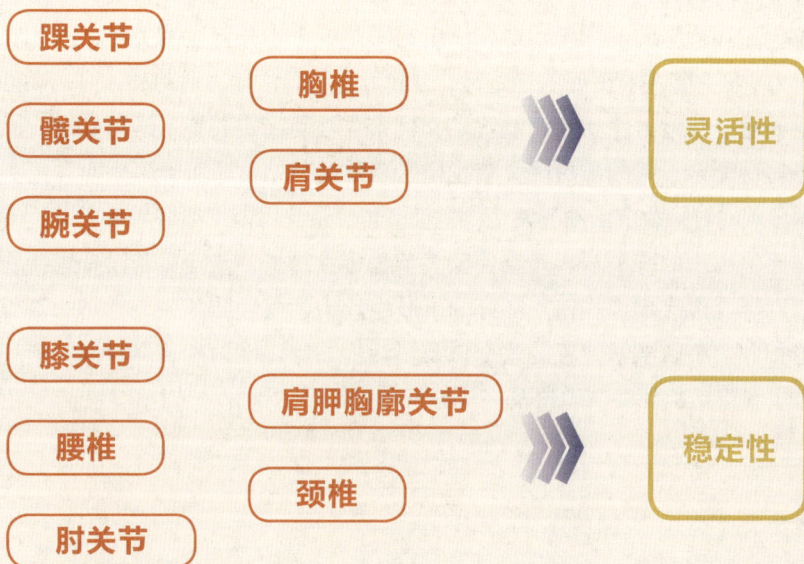

踝关节

髋关节　　胸椎

　　　　肩关节　　　▶▶　　灵活性

腕关节

膝关节

腰椎　　肩胛胸廓关节

　　　　颈椎　　　▶▶　　稳定性

肘关节

可以看出，当踝关节需求灵活性时，膝关节需求稳定性，髋关节需求灵活性。依次向上观察发现规律：关节主要功能需求在灵活性与稳定性之间交替。运动损伤与关节功能障碍密切相关，相邻关节理论并非只是简单地明确人体各个关节的主要功能需求并在训练中进行训练干预，而是为运动损伤提供一种理论判断依据，其价值在于从整体的角度去评估和处理上、下相邻关节之间的问题，而非单一地从局部出发解决问题。但是灵活性与稳定性并不是单一的存在，要想使动作更具功能性，避免出现不良生物力学现象（不良生物力学是指由身体代偿或关节排列、肌肉协同及体态不佳等问题而造成的动作错误），关节应同时具备灵活性与稳定性。例如，根据关节解剖结构，髋关节和肩关节主要的功能需求是灵活性，但良好的灵活性需要由稳定性支撑，当关节具备了灵活性时，就需要足够的稳定性使其动作保持在合理的平面内，让关节切实发挥其功能。可以说关节灵活性是关节稳定性的前提，关节稳定性是关节灵活性的保障。

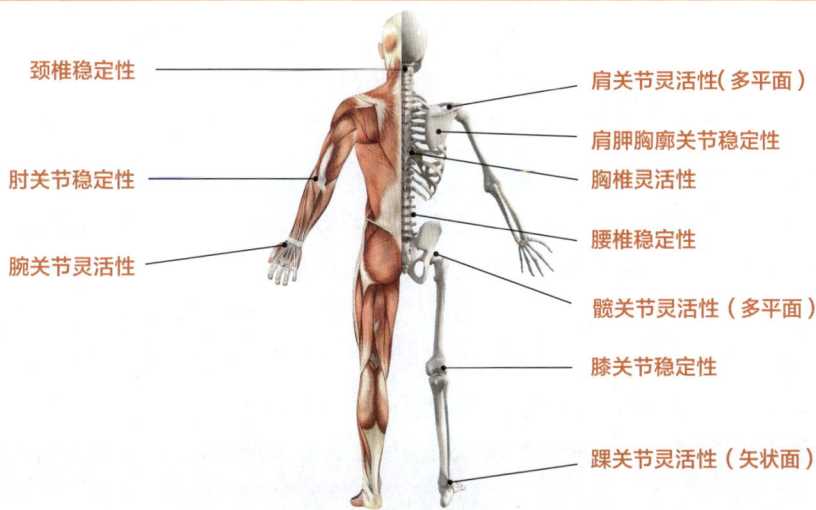

颈椎稳定性

肘关节稳定性

腕关节灵活性

肩关节灵活性（多平面）

肩胛胸廓关节稳定性

胸椎灵活性

腰椎稳定性

髋关节灵活性（多平面）

膝关节稳定性

踝关节灵活性（矢状面）

图 2.1 相邻关节理论

身体疼痛是一种信号，提醒我们身体的某些地方已经出现问题。当关节出现功能障碍时，可通过相邻关节理论进行评估分析，寻找问题的根源。例如膝关节疼痛时，可对踝关节和髋关节进行评估。当踝关节灵活性不足时，会对膝关节的稳定性造成影响，使膝关节排列不佳，出现动作错误；当髋关节出现灵活性不足，或髋关节外展、外旋能力不足以拮抗髋关节内收、内旋能力时，则会出现膝外翻现象，导致膝关节下肢力学轴线偏移，造成膝关节外侧压缩性应力和膝关节内侧张力性应力增加。

骨盆、髋和踝关节对膝关节稳定性的影响

　　根据相邻关节理论可知，动作是身体各个关节共同配合的直接表现，当一个关节出现问题时，可以从问题关节出发向上和（或）向下去评估相邻关节的功能解剖结构。也就是说一个较远的解剖部分看似与损伤部位不相关，却可能是问题产生的原因，或与问题的产生相关。膝关节在稳定状态下具有正常的关节活动范围，当膝关节相邻关节位置出现异常变化时，膝关节则可能改变其正常关节活动，并处于不稳定状态。此时，我们应从骨盆、髋关节、踝关节去寻找问题的根源。

　　正确的骨盆位置是良好体态的基础。骨盆作为连接下肢与中轴骨、上肢的基石，承载着上肢与中轴骨的重量，并将力量通过脊柱传递至下肢，同时将地面的作用力通过下肢传递至脊柱。骨盆位置的异常变化，将影响髋关节周围肌群长度变化，进而对髋关节的解剖位置产生影响。在日常体力活动或体育运动中，当髋关节出现不良生物力学现象和灵活性不足，无法进行它应有的功能表现时，膝关节则会出现代偿现象来帮助髋关节完成相应动作；当踝关节出现不良生物力学现象以及灵活性不足时，膝关节同样会出现代偿现象。这种代偿现象可能使膝关节受力不均，膝关节结构不稳定，导致软组织受挤压、磨损或断裂，出现一系列的膝关节运动损伤。

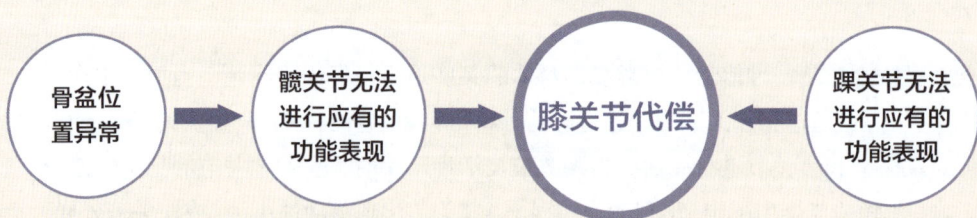

骨盆位置异常 → 髋关节无法进行应有的功能表现 → 膝关节代偿 ← 踝关节无法进行应有的功能表现

骨盆前倾

在矢状面上,骨盆处于中立位时,两侧髂前上棘与耻骨联合处于同一垂直面。骨盆前倾则是指在矢状面上,两侧髂前上棘位于耻骨联合的前方的一种不良体态(如图2.2所示)。当出现骨盆前倾时,由于重力,髋关节屈曲的力矩会增加,髋关节处于屈曲位时,髋关节内旋肌力矩增加、外旋肌力矩减小,加剧髋关节内旋姿态,从而出现膝外翻现象,即X形腿。

骨盆后倾

大多数人会受到骨盆前倾的困扰,但也有一些人会有骨盆后倾的烦恼。顾名思义,相对于骨盆前倾,骨盆后倾则是在矢状面上,两侧髂前上棘位于耻骨联合的后方的一种不良体态(如图2.3所示)。当下肢固定时,骨盆后倾可引起髋关节伸展,以及腰椎曲度变小。在骨盆后倾体态中,髋关节伸展肌群缩短、变紧,髋关节屈曲肌群被过度牵拉和弱化,出现肌力不平衡,可能对髋关节功能产生不利影响,进而对膝关节产生不利影响。当骨盆后倾时,腰椎曲度减小,后侧椎间盘空间增加,腰椎缓冲能力减弱,导致腰椎退行性改变;另外骨盆后倾可能导致膝关节过度伸展的现象,膝关节因周围组织张力及关节平面压力分布不均而出现运动损伤。

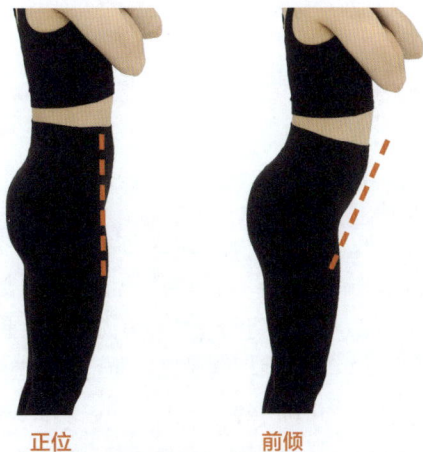

正位　　　　前倾

图 2.2 骨盆前倾

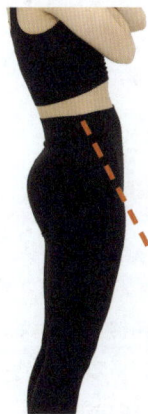

图 2.3 骨盆后倾

骨盆侧倾

　　骨盆在冠状面上处于中立位时，两侧髂嵴处于水平位置。骨盆是一个整体，当出现骨盆侧倾时，两侧髂嵴处于不同平面上（如图2.4所示），即一侧髂嵴向上移动，另一侧髂嵴向下移动。可以通过标记骨盆的解剖学标志髂前上棘来观察骨盆侧倾的变化。骨盆侧倾的出现经常伴随着其他相邻关节在冠状面上的代偿，导致脊柱侧弯、长短腿及高低肩等问题。其对髋关节的不良影响将进一步对膝关节产生不良影响，例如高侧骨盆处的髋关节内收肌缩短，髋关节内收、外展肌力不平衡可能导致膝外翻现象；在负重时下肢力学轴线偏移，膝关节胫股关节平面受力不均，最终导致膝关节损伤。

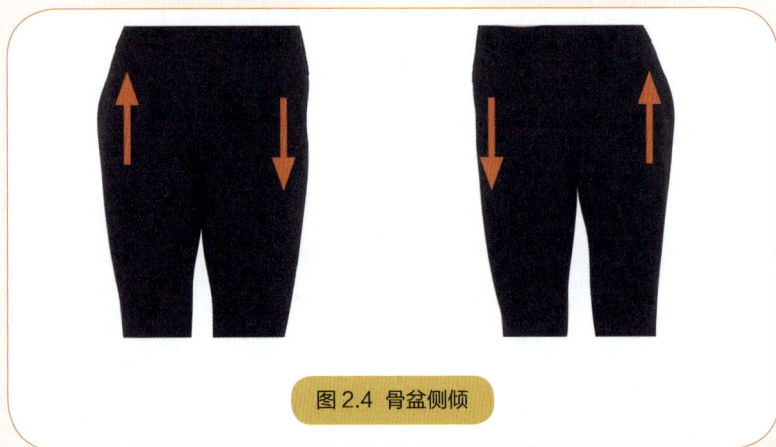

图2.4 骨盆侧倾

骨盆旋转

　　骨盆旋转是骨盆以垂直轴为轴心在水平面上运动，当一侧骨盆向前运动时，另一侧骨盆则向后运动。当我们从上往下观察骨盆时，其解剖学标志髂前上棘仍是判断骨盆旋转的重要依据，我们可以通过两侧髂前上棘的相对位置判断骨盆旋转方向。描述骨盆旋转方向应考虑垂直轴／轴心点的位置，当双腿呈站姿，垂直轴位于骨盆旋转的中心点时，旋转方向可描述为顺时针旋转（即左侧髂骨向前旋转）和逆时针旋转（即右侧髂骨向前旋转）。在步态中，以非支撑侧的骨盆作为旋转的参照点，例如当支撑的左下肢作为轴心点，右下肢向前摆动时，右髂前上棘移动至左侧髂前上棘前方，右侧骨盆向前旋转。骨盆旋转与支撑侧股骨内旋和外旋相关，当股骨长时间内旋或外旋时，髋内旋肌或髋外旋肌相应缩短，可能影响髋关节功能，进而会对膝关节产生影响。另外，当骨盆处于中立位，垂直轴位于骨盆中心点时，力通过下肢均衡传递至踝关节，而当骨盆顺时针或逆时针旋转时，双侧踝关节旋前或旋后角度产生变化，长期保持此不良姿态，足踝受力不均，可能会对膝关节或髋关节产生不利影响。

髋关节内旋

　　髋关节内旋是指髋关节围绕股骨解剖轴线向内旋转（如图 2.5 所示）。在这种体态下，脚趾和胫骨可能向内旋转，亦可能处于中立位。如何判断髋关节是否内旋呢？一种方法是根据髌骨面是否朝向内侧进行判断；另一种方法是观察股骨内外侧髁，髋关节内旋导致股骨髁横截面方向发生变化，随着髋关节内旋，股骨外侧髁会更偏向前方，而股骨内侧髁则偏向后方。髋关节内旋增加，导致髋关节外旋减少，内旋肌与外旋肌肌力不均衡，不能在最佳范围发挥作用。髋关节和膝关节出现异常生物力学变化，导致下肢力学轴线偏移，膝关节结构失稳，不仅影响体态与步态，严重者还会出现慢性运动损伤。

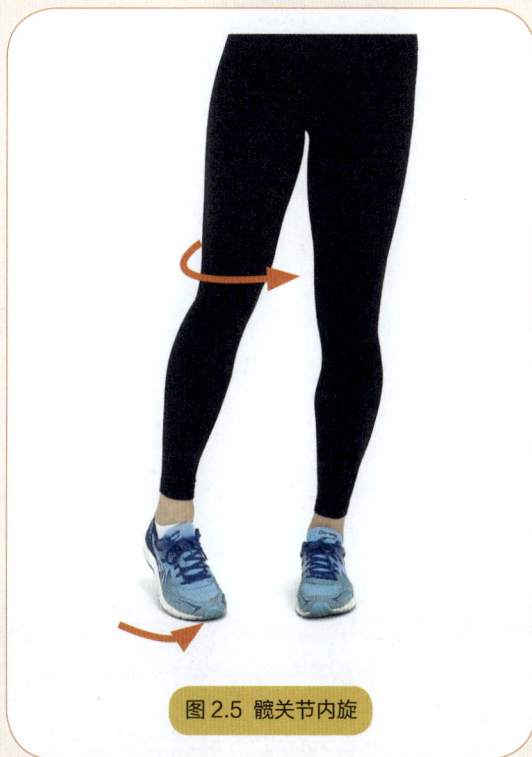

图 2.5 髋关节内旋

足内翻、足外翻

　　足内翻是指足关节远端骨骼在冠状面上靠近中线，常伴随内侧纵弓升高，易出现踝关节扭伤；足外翻是指足关节远端骨骼在冠状面上远离中线，当力从足底传递至前足时，足向内转动，足底转向外上方，表现出内侧纵弓高度下降。踝关节的不良位置，使其内外侧受力不均，不仅导致足踝周围出现损伤，而且影响下肢整体动力链，增加下肢损伤风险。

第 3 章

与膝关节稳定性
相关的评估

　　膝关节是人体较复杂的关节之一，维持人体在运动中的姿态平衡稳定，承受着巨大的负荷，以及在人体完成各种复杂动作时起到积极的保护作用。膝关节被动稳定装置（韧带、关节囊、半月板等）、主动稳定装置（肌肉）及强大的神经肌肉控制能力维持着膝关节结构与功能的稳定；同时，良好的下肢生物力学及良好的体态也参与膝关节稳定性的维持。膝关节稳定性增强减少我们在日常生活及运动中的损伤风险，提高生活品质及增加运动乐趣。

周围软组织检查

　　膝关节稳定性依靠周围软组织给予加固约束。股骨远端、胫骨近端和髌骨形成膝关节，并被关节囊、韧带和肌肉固定在一起，这些软组织经受着来自内部肌肉和外部环境巨大的力。当软组织松弛或拮抗肌肌力不足或不平衡时，可能出现膝关节排列异常、稳定性降低、出现疼痛，最终导致运动损伤。本节将介绍常见的软组织检查方法，由于膝关节软组织检查涉及专业手法，建议去专业机构进行全面评估。

膝关节周围韧带检查

　　韧带作为膝关节的被动稳定装置，维持着膝关节正常解剖学结构。当韧带松弛或断裂时，膝关节稳定性降低，周围受力不均，导致出现损伤。因此，在日常生活及运动中、急性运动损伤发生后及术后康复阶段评估膝关节稳定性时，膝关节周围韧带检查十分重要。膝关节周围韧带检查是评估膝关节周围韧带是否存在损伤或松弛，以致出现膝关节解剖学结构异常，导致在日常活动及运动中出现损伤。下面简要介绍膝关节前交叉韧带、后交叉韧带、内侧副韧带和外侧副韧带常见的检查方法。

前交叉韧带检查

后交叉韧带检查

膝关节周围韧带检查

内侧副韧带检查

外侧副韧带检查

前交叉韧带 – 拉赫曼试验

拉赫曼试验是一种检查前交叉韧带的方法，用于检查前交叉韧带损伤导致的胫骨向前过度活动。它是膝关节屈曲30°的前抽屉试验。被检查者仰卧，胫骨呈中立位，膝关节屈曲30°，检查者用一只手固定被检查者股骨远端，另一只手抓住胫骨近端，试图向前移动胫骨，评估胫骨相对于股骨是否前移以及是否有软的终末点或硬的终末点。

当胫骨相对于股骨前移并伴有软的终末点，说明前交叉韧带完全断裂；当胫骨相对于股骨前移并伴有硬的终末点，说明前交叉韧带部分损伤或关节囊韧带松弛；当胫骨相对于股骨没有前移并伴有硬的终末点，说明前交叉韧带正常。

后交叉韧带 – 后抽屉试验

后抽屉试验是一种检查后交叉韧带的经典测试方法，与前抽屉试验相反。被检查者膝关节屈曲90°，胫骨保持中立位，检查者双手放在被检查者胫骨近端前侧，然后相对于股骨向后推胫骨。

观察胫骨相对于股骨的移动情况，若移动幅度增加3～10毫米并伴有硬的终末点，表明后交叉韧带部分损伤、松弛；若移动幅度增加10毫米以上并伴有软的终末点，表明后交叉韧带可能出现断裂，此时则需进行手术。

内侧副韧带 – 外翻应力试验

外翻应力试验是一种判断内侧副韧带是否发生损伤的检查方法，指在膝关节完全伸直和屈曲20°～30°位置下进行被动膝外翻动作（如图3.1所示），并与对侧比较，观察膝关节外翻角度是否超出正常范围并在动作末端感觉是否有阻力或硬的终末点。被检查者仰卧，膝关节伸直，髋关节外展，检查者用一只手固定被检查者踝部，另一只手向内横向按压膝关节外侧，施加外翻力。同样用此操作方法，将被检查者膝关节屈曲20°～30°，再次检查。

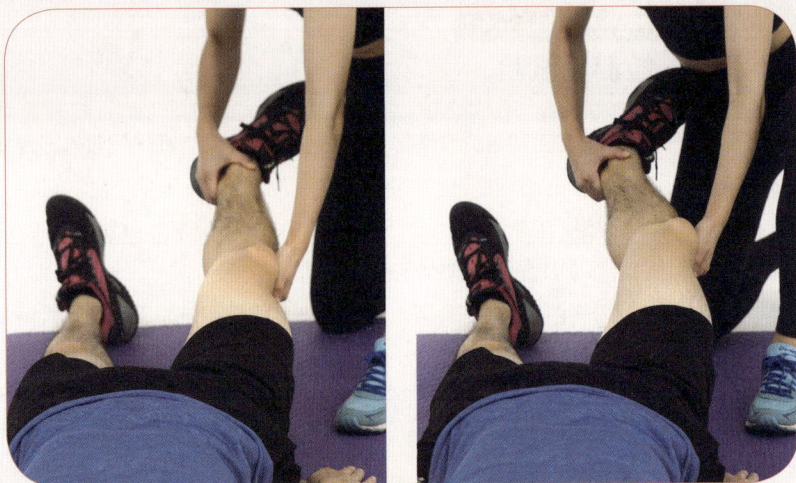

图 3.1 内侧副韧带 - 外翻应力试验

TIPS

检查时，若膝关节内侧疼痛且松弛，建议去专业机构进行评估及治疗。

外侧副韧带 - 内翻应力试验

内翻应力试验是一种判断外侧副韧带是否损伤的检查方法，指在膝关节完全伸直和屈曲 20°~30° 位置下进行被动膝内翻动作（如图 3.2 所示），并与对侧比较，观察膝关节内翻角度是否超出正常范围并在动作末端感觉是否有阻力或硬的终末点。被检查者仰卧，膝关节伸直，髋关节外展，检查者用一只手固定被检查者踝部，另一只手向外横向按压膝关节内侧，施加内翻力。同样用此操作方法，将被检查者膝关节屈曲 20°~30°，再次检查。

TIPS

检查时，若膝关节外侧疼痛且松弛，建议去专业机构进行评估及治疗。

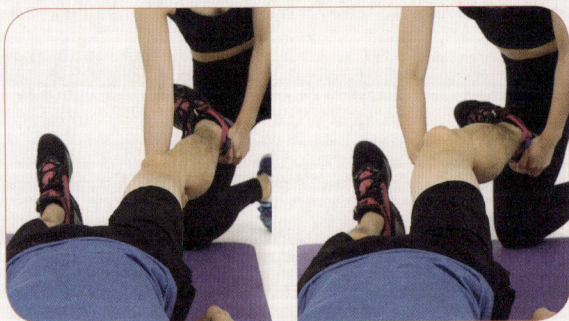

图 3.2 外侧副韧带 - 内翻应力试验

肌力评定

膝关节周围肌群作为主动稳定装置，由伸膝肌群股四头肌和屈膝肌群腘绳肌共同负责膝关节的动力性稳定。股四头肌与腘绳肌肌力不足或不平衡可造成膝关节稳定性降低，因此，评定膝关节周围肌群肌力及恢复周围肌群力量对膝关节稳定及功能恢复极为重要。肌力评定是肢体运动功能评定最基本的方法之一，用于评定被检查者在运动过程中肌肉或肌群的力量，评价肌肉或肌群功能状态，判断肌肉或肌群功能损害的范围和程度。肌力评定包括徒手肌力测试、等长肌力测试、等张肌力测试、等速肌力测试。准确的肌力需由专业机构评定。

徒手肌力测试

徒手肌力测试不借助任何器械，由检查者使用双手完成。被检查者在特定位置下进行标准动作，检查者一般固定被检查者关节及其近端肢体，使其远端进行由下至上的对抗肢体重力或外界阻力的运动，通过观察被检查者完成动作的能力评估被检查者肌力水平。1916 年洛维特（Lovett）提出肌力分级方法（如表 3.1 所示），该方法无须特殊器械，操作简单，分级较粗略，不能表明肌肉收缩耐力的大小，不易排除检查者主观评价的误差。

表 3.1 徒手肌力测试分级标准

级别	标准	相当于正常肌力的百分比
0（肌肉功能彻底丧失）	肌肉无任何收缩	0
1（不能引起关节活动）	肌肉产生轻微的收缩（能被感触），但不能引起关节活动	10%
2（极差）	在减重状态下，能进行关节全范围运动	25%
3（较差）	可对抗重力进行关节全范围运动，但不能对抗外界阻力	50%
4（较好）	可对抗重力，可对抗部分阻力运动	75%
5（正常）	可对抗重力，并可完全对抗阻力运动	100%

● 膝关节伸展 – 股四头肌

股四头肌是膝关节的主要肌肉之一，由股直肌、股内侧肌、股外侧肌和股中间肌构成，负责膝关节伸展功能，其中股直肌跨越髋关节，具有屈髋功能。

2 级肌力测试

被检查者侧卧，双侧髋关节伸展，下方测试腿膝关节屈曲90°。检查者用一只手托住被检查者上侧腿，用另一只手固定下侧大腿远端；同时要求被检查者伸展下侧腿膝关节（如图 3.3 所示）。

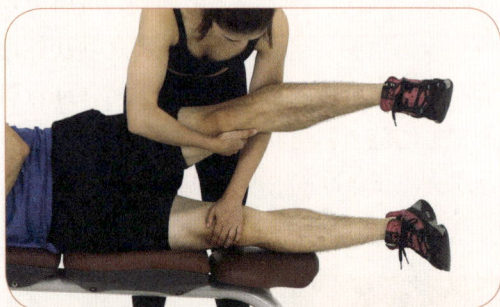

图 3.3 膝关节伸展 – 股四头肌 2 级肌力测试

3 级肌力测试

被检查者仰卧于检查床上，膝关节屈曲，后侧与检查床尾边齐平，小腿自然下垂。此时检查者要求被检查者一侧下肢伸展膝关节，并观察其运动情况（如图 3.4 所示）。

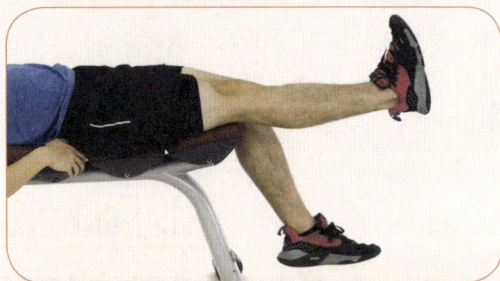

图 3.4 膝关节伸展 – 股四头肌 3 级肌力测试

4 ~ 5 级肌力测试

被检查者仰卧于检查床上，膝关节屈曲，后侧与检查床尾边齐平，小腿自然下垂。检查者用一只手固定住测试腿侧大腿远端，另一只手放置于小腿远端，持续施加使膝关节屈曲的压力；此时要求被检查者对抗阻力伸展膝关节，然后保持静止（如图 3.5 所示）。

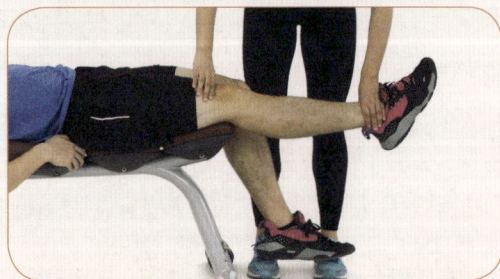

图 3.5 膝关节伸展 – 股四头肌 4 ~ 5 级肌力测试

● 膝关节屈曲 – 腘绳肌

腘绳肌覆盖在大腿后侧，由三条肌肉组成。这三条肌肉分别是股二头肌、半腱肌和半膜肌，它们不仅负责髋关节伸展功能，而且负责膝关节屈曲功能。

2 级肌力测试

受试者侧卧，上侧腿髋关节、膝关节伸展，下侧腿作为测试腿，其髋关节屈曲90°，膝关节屈曲。检查者用一只手托住受试者上侧腿，另一只手固定下侧腿大腿远端；此时要求受试者测试腿的脚跟向同侧臀部移动（如图 3.6 所示）。

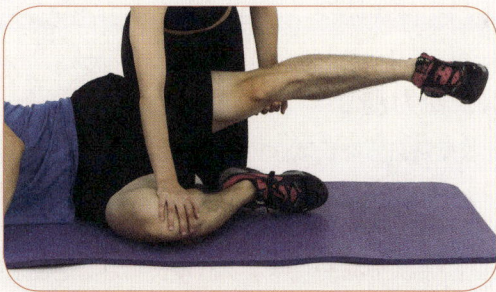

图 3.6 膝关节屈曲 – 腘绳肌 2 级肌力测试

3 级肌力测试

受试者屈髋，上身俯撑在检查椅上，下肢膝关节微屈站立。检查者一只手固定在受试者腰部，另一只手固定在测试腿大腿远端；此时要求受试者测试腿的脚跟向同侧臀部移动，并观察运动情况（如图 3.7 所示）。

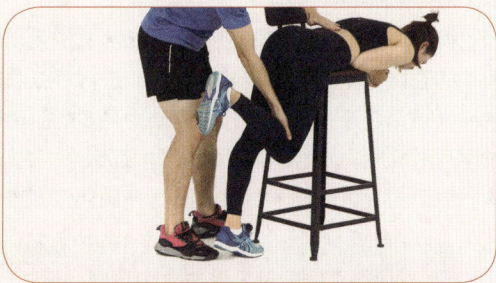

图 3.7 膝关节屈曲 – 腘绳肌 3 级肌力测试

4 ~ 5 级肌力测试

受试者屈髋，上身俯撑在检查椅上，下肢膝关节微屈站立。检查者一只手固定在受试者测试腿大腿远端，另一只手放于测试腿小腿远端，持续施加阻止膝关节屈曲的力；此时要求受试者测试腿的脚跟向同侧臀部移动，然后保持静止（如图 3.8 所示）。

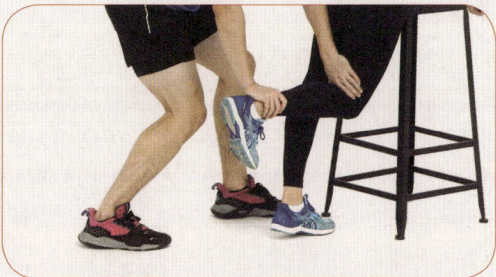

图 3.8 膝关节屈曲 – 腘绳肌 4 ~ 5 级肌力测试

器械肌力评定

器械肌力评定是指使用运动器材或专业肌力测试仪器进行肌力评定，这种测试方法相比徒手肌力测试具有更好的准确性。在徒手肌力测试达到 3 级以上时，可进行器械肌力评定。其根据测试时肌肉收缩的不同方式分为以下三种类型。

● 等长肌力测试

等长收缩是指肌肉长度保持不变而肌张力发生变化的肌肉收缩形式。肌肉在该收缩状态下，肌张力可增至最大，由于肌肉长度没有发生改变，肌肉不能对抗阻力做功，但仍消耗能量。等长肌力测试是指在某一体位下，通过专业器械测试一块肌肉或一组肌肉等长收缩时所能产生的最大张力。膝关节屈曲、伸展肌群等长肌力测试要求被检查者在某一设定膝屈曲角度下通过专业测试仪器进行测试。也可通过等速肌力测试系统在关节全活动范围中的不同活动幅度下进行等长肌力测试。

● 等张肌力测试

等张收缩是指肌张力保持恒定而肌肉长度发生变化的肌肉收缩形式，是人体实现加速运动和位移运动的基础。等张肌力测试即在肌肉进行等张收缩时，测试肌肉在关节全范围活动时所能克服的最大阻力。等张收缩是人体运动中最多的肌肉收缩方式，其肌力测试更具功能性，是目前较常用的测试方法，也是最常用的肌力训练方式之一。

等张肌力可由等张肌力测试系统进行精确评定，也可以试举重物（哑铃、固定健身器械等）进行测试，以 1RM（1 Repetition Maximum）为标准，即只能完成一次最大阻力运动，连续完成 10 次运动所能克服的最大阻力为 10RM。膝关节屈曲、伸展肌群等张肌力测试可在固定健身器械上进行，需要注意的是在等张肌力测试中应对施加的负荷阻力做适当评估，避免被检查者因多次运动肌肉产生疲劳，影响测试结果。

● 等速肌力测试

等速运动，也称为可调节抗阻运动或恒定角速度运动，是指在关节运动过程中，预先设定运动速度，无论肌肉收缩产生多大的肌张力，肢体运动在设定速度下进行，肌张力大小的变化并不能使肢体产生加速或减速的一种运动。等速肌力测试是指在等速肌力测试系统上预先设定运动速度，被检查者最大限度地发力，测试整个运动范围内任何一点上肌肉/肌群的最大力矩输出。相较于等长肌力测试和等张肌力测试，等速肌力测试可以满足肌肉/肌群在运动全过程中的任何一点都能产生最大的力量，并且根据肌力强弱、肌肉长度、疼痛程度和疲劳程度等状况，提供适合的最大阻力，不会超过其负荷，避免运动损伤出现，同时还可测出肌肉做功能力、爆发力及耐力等精确数据，对运动训练和运动损伤康复起到积极的指导作用。另外，由于需要专门的测试仪器、专业的人员操作以及测试时间长等，等速肌力测试需在专业机构中进行。

体态评估

体态是人体自然摆放身体各肢体位置的方式。良好的体态要求身体各个部位保持在正确的位置上，即要求关节对位对线。而不良的体态可能导致关节活动障碍、肌肉疼痛、韧带松弛、关节不稳等，甚至出现运动损伤。以下肢为例，根据相邻关节理论，不良的髋关节、踝关节位置将会影响膝关节，出现下肢力学轴线不齐；膝关节出现位置不正同样会影响髋关节和踝关节。因此在日常生活及运动过程中，保持正确的体态很重要，当发现不良体态或由不良体态引起身体不适时，请寻求专业人士帮助。下面将描述下肢各关节的正确位置评估方法。

足踝关节

足内翻与足外翻

足内翻是指脚跟在一个平面上靠近中线，出现足向内侧偏移，常见表现为足内侧纵弓升高。足外翻是指脚跟在一个平面上远离中线，出现足向外侧偏移，常见表现为足内侧纵弓降低。评估足内翻与足外翻时，可观察小腿后跟腱与跟骨的位置。可沿着跟腱向下至跟骨画一条线进行观察，跟腱是竖直的，线向外凸可判断为足内翻，线向内凹可判断为足外翻。

膝关节

膝内翻与膝外翻

正常膝关节体态，股骨解剖轴线与胫骨解剖轴线之间形成的角度约为 195°。膝内翻又称为 O 形腿，指股骨与胫骨关节间内侧角小于 180°，可通过膝关节内侧之间的距离判断其严重程度。膝外翻又称为 X 形腿，指股骨与胫骨关节间内侧角大于 195°，站立时膝关节内侧相互接触，可通过观察踝关节内侧之间的距离判断其严重程度。评估膝内翻与膝外翻时，可让被检查者站立，下肢并拢，观察其膝关节与踝关节的位置。膝内翻、膝外翻如图 3.9 所示。

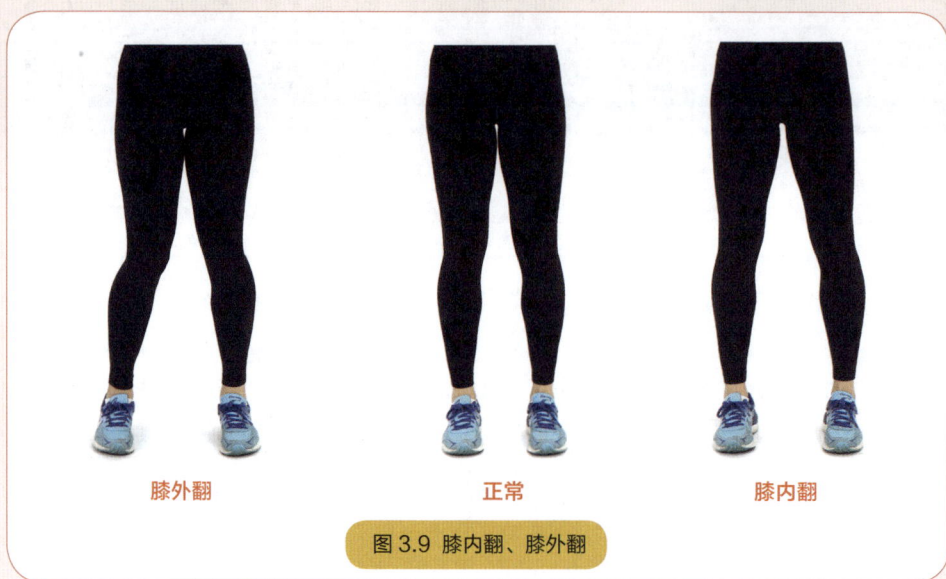

膝外翻　　　　　　　　　　正常　　　　　　　　　　膝内翻

图3.9 膝内翻、膝外翻

Q角即髌股角，是股直肌长轴与髌韧带所在直线形成的夹角，根据髂前上棘到髌骨中点的直线和胫骨粗隆到髌骨中点的直线来确定（如图3.10所示）。这两条直线交汇于髌骨中心，Q角增大、股四头肌收缩时髌骨向外侧位移动，也会出现膝外翻现象，导致下肢力学轴线不齐。

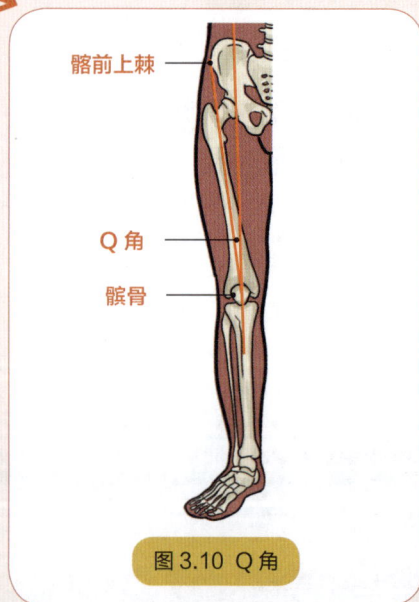

髂前上棘

Q角

髌骨

图3.10 Q角

骨盆

骨盆前倾与骨盆后倾

　　骨盆前倾是指骨盆位置向前偏移，常见表现为腹部前挺，臀部后翘，腰椎曲度明显。骨盆后倾是指骨盆位置向后偏移，常见表现为臀部平坦，腰椎曲度平直。评估骨盆前倾与骨盆后倾时，可让被检查者站立，从侧面观察其髂前上棘的位置，两侧髂前上棘若是位于耻骨联合之前可判断是骨盆前倾，两侧髂前上棘若是位于耻骨联合之后可判断为骨盆后倾（如图3.11所示）。

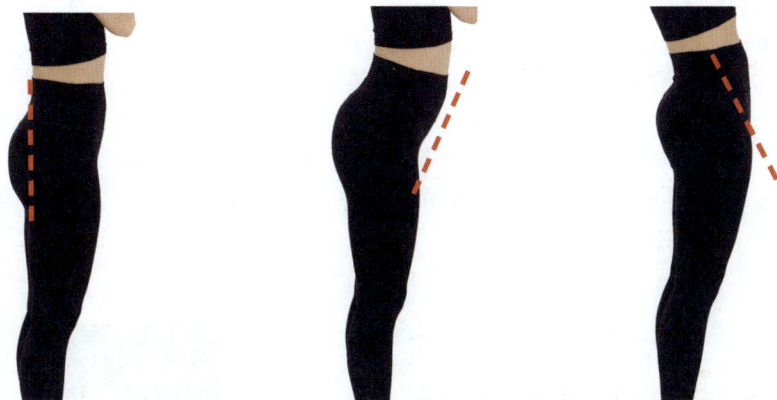

骨盆中立　　　　　　　　骨盆前倾　　　　　　　　骨盆后倾

图 3.11 骨盆前倾、骨盆后倾

TIPS

骨盆前倾、后倾的自测方法

被检查者靠墙站立，背部、臀部紧贴墙壁，观察下背部与墙壁的间隙。间隙处可放进一个手掌可判断为骨盆正常；间隙处若能放进一个拳头，可能是骨盆前倾；间隙处若连一个手掌都放不进去，可能是骨盆后倾（如图3.12所示）。

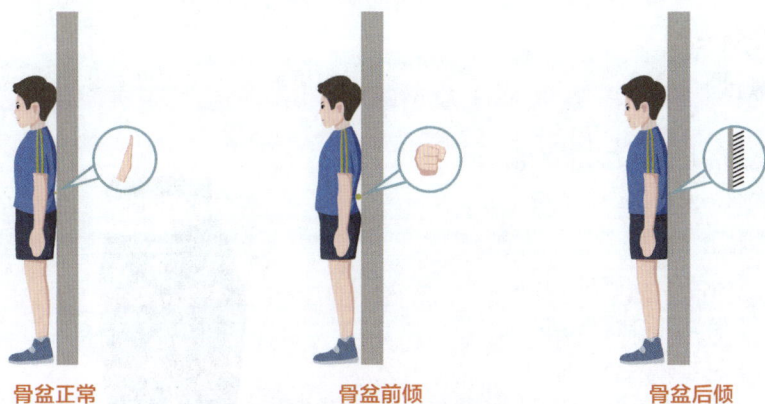

骨盆正常　　　　　　　　骨盆前倾　　　　　　　　骨盆后倾

图 3.12 骨盆前倾、后倾的自测

骨盆旋转

骨盆旋转发生在水平面垂直轴的周围，是指骨盆在垂直轴上相对于脊柱发生向左或向右的旋转。评估骨盆旋转时，可面对被检查者，观察被检查者髂前上棘和膝关节朝向。正常骨盆两侧髂前上棘排列在同一平面，膝关节朝前；骨盆向左或向右转时，两侧髂前上棘不在同一平面，且膝关节不正对前方。

TIPS

骨盆旋转的自测方法
在两侧髂前上棘位置放置两支一样的笔或长度一致的笔或小木棒（垂直于骨盆，平行于地面）（如图3.13所示），观察两侧笔的相对位置，可判断两侧髂前上棘是否在同一竖直平面。若是两侧髂前上棘不在同一竖直平面，可判断是骨盆旋转。

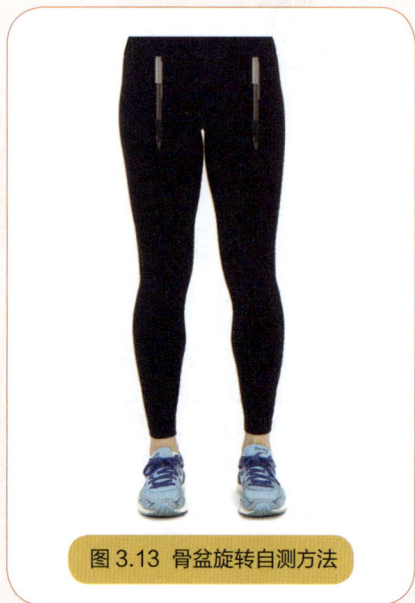

图 3.13 骨盆旋转自测方法

骨盆侧倾

骨盆侧倾是指骨盆左右侧解剖学标志不在同一水平面，重心未均匀分步在下肢上，出现一侧高一侧低的现象。评估骨盆侧倾时，让被检查者自然站立，观察其两侧髂前上棘的高度，若是不一致，可判断是骨盆侧倾（如图 3.14 所示）。

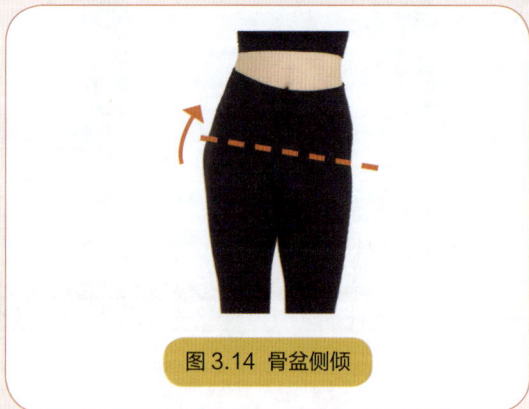

图 3.14 骨盆侧倾

动作评估

膝关节损伤是下肢中最常见的损伤之一，常见的膝关节损伤有髌股关节疼痛、非接触性前交叉韧带撕裂 / 断裂等。膝关节损伤及不稳定不是单一因素导致的，而是多种不同因素共同作用的结果。研究表明，肌肉过度激活及错误的动作排列是膝关节损伤及不稳的一个诱发因素。运动中出现动作排列错误，可能与下肢神经肌肉控制能力减弱和动态稳定性降低有关，例如在跳跃后落地时出现膝外翻角度过大，可能导致前交叉韧带压力增加等。但膝外翻并不只是一个诱发损伤的原因——根据相邻关节理论，当踝关节或髋关节排列出现异常时会影响到膝关节的正确位置，并且错误的多关节动态排列也可能导致本体感觉和协调能力减弱。

在大部分时间里，我们都在运动或活动，动作则是我们行为直接的输出结果，是我们进行各种身体活动的基本手段。上文提到，关节错误的动态排列即错误动作的直接结果是诱发运动损伤。所以理解正确动作可以帮助我们识别错误动作，指出存在的肌肉失衡。本节将通过下肢基础动作对膝关节排列进行评估，当发现存在不良动作时建议去专业机构进行全面评估和纠正。

过顶深蹲

目的

此动作用于评估肩、胸椎以及髋、膝、踝关节双侧对称活动能力和整体神经肌肉控制能力。在评估中发现的动作缺陷，例如膝外翻等，可能是由相邻关节肌肉拮抗肌肌力不平衡、关节灵活性与稳定性不足及整体神经肌肉控制能力不足导致的，这些都有可能增加损伤风险。

TIPS

当进行过顶深蹲，出现下蹲过程障碍时，可在脚跟垫一块4厘米厚的板子再进行深蹲。观察被检查者运动轨迹，若不符合下述观察中的要点，则被检查者踝关节背屈活动度可能受限。

31

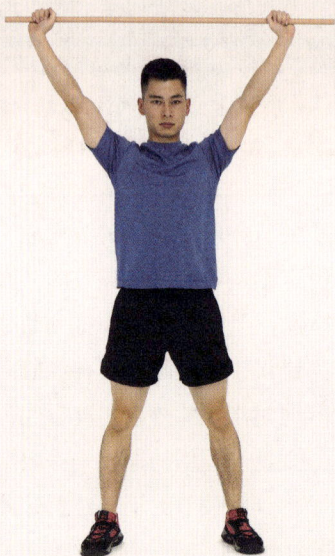

1 被检查者挺胸站立，双脚与肩同宽，脚尖朝前；双手握杆举过头顶，双臂伸直。

2 上身挺直，保持双臂的姿势不变，下蹲至最大限度。下蹲至最大限度后保持一秒。

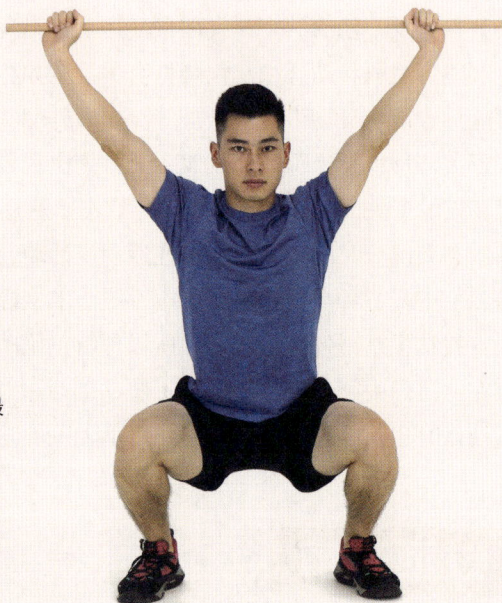

重复动作3次，从正面、侧面观察被检查者膝关节运动轨迹。从正面观察髋、膝、踝关节，膝关节指向和第二、三脚趾成一条直线。从侧面观察股骨、胫骨、躯干，躯干应和胫骨保持平行或与地面趋于垂直，股骨与膝关节在同一水平面或位置低于膝关节，长杆在双脚正上方保持水平。

跨栏步

目的

此动作可帮助观察进行上台阶运动时踏步的动作质量，从而评估髋、膝、踝关节的稳定性，以及双侧灵活性、身体平衡能力和整体神经肌肉控制能力。在评估中发现的动作缺陷，例如髋关节过度外旋、腰部代偿性向前移动及身体失去平衡，可能是由下肢关节灵活性、稳定性及整体神经肌肉控制能力不足导致的，这些都有可能增加损伤风险。

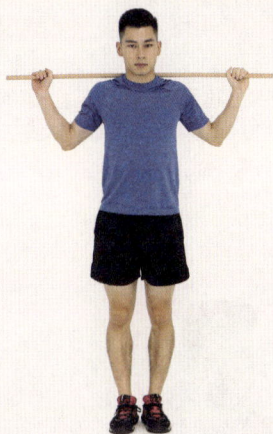

1 被检查者双脚并拢，双手握杆，将其置于颈后肩上并保持水平。

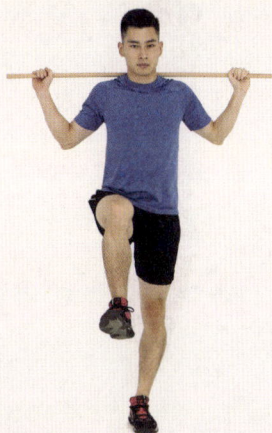

2 模拟胫骨粗隆位置前设置一栏架，缓慢抬起一侧腿跨过栏架，随即以脚跟触地。跨栏过程中支撑腿保持直立，将重心放在支撑腿上并保持稳定。缓慢回到起始姿势，重复3次。然后换另一侧执行同样的动作。

观察

从正面观察髋、膝、踝关节在矢状面上成一条直线，双手握杆，杆与地面平行。从侧面观察腰部没有移动。

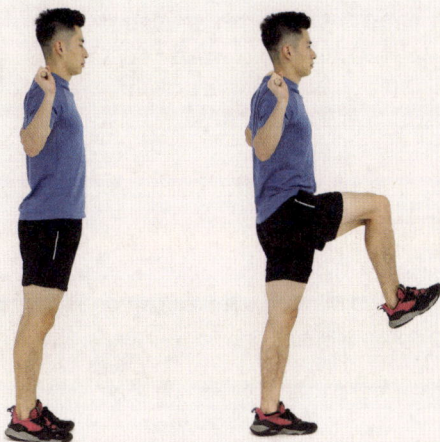

33

单腿蹲

此动作用于评估身体平衡能力和整体神经肌肉控制能力。在评估中发现的动作缺陷，例如膝内扣、支撑腿对侧髋侧倾、躯干旋转等，可能是由肌肉过度激活和整体神经肌肉控制能力不足导致的，这些都有可能增加损伤风险。

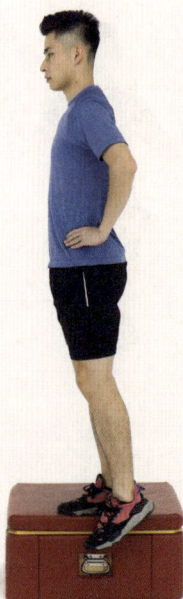

1 被检查者单腿站立于跳箱边缘，目视前方；支撑脚朝前，髋、膝、踝关节在中立位，保证下肢力学轴线在正确位置，另一侧脚悬空。

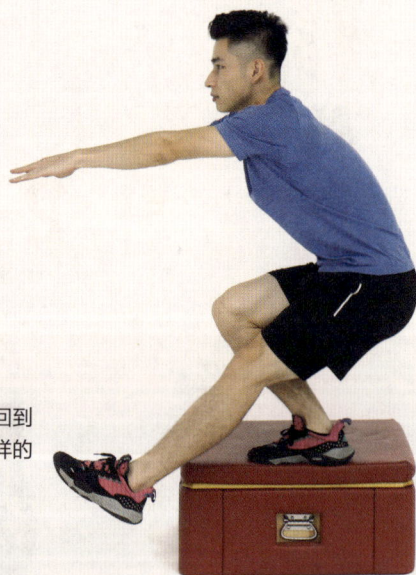

2 被检查者下蹲至一个舒服的位置，然后回到起始姿势，重复3次。换另一侧执行同样的动作。

观察

从正面观察膝关节、骨盆与肩关节，膝关节指向应和第二、第三脚趾成一条直线；骨盆与双肩平行且面向前方。

星形偏移平衡测试

目的

该测试用于评价被检查者在动态运动中人体多维平衡能力和整体神经肌肉控制能力。

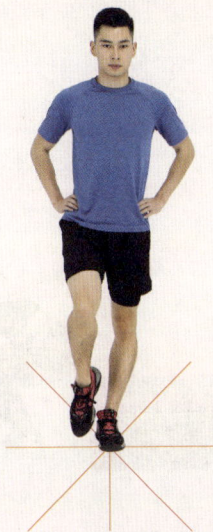

1 准备 4 条 6 ~ 8 英尺（1 英尺 ≈ 30 厘米）的胶带，将胶带贴成星形，被检查者单腿站立于星形中心。

TIPS

星形偏移平衡测试是一种预测损伤的有效工具。研究发现，若下肢对称性存在差异（仅4厘米），则下肢损伤的概率明显增加。

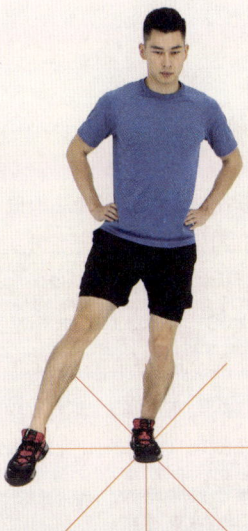

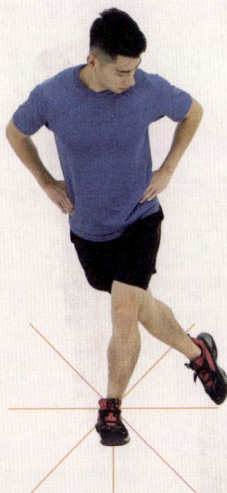

2 被检查者根据指示将腿朝各个方向尽可能向最远处伸展，同时保证支撑腿膝关节下肢力学轴线处于正中位。记录八个方向的最远距离，如若在测试过程中被检查者身体失去平衡，抑或是支撑腿发生了移动、扭转，这个方向测量的数据无效，需重新测试。

跳跃落地测试

目的

该测试通过让被检查者从高处跳下的方式评价其下肢髋、膝、踝等关节的运动功能障碍。

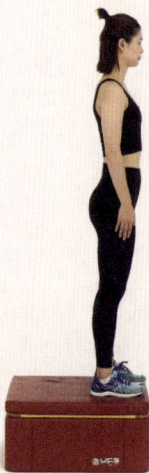

1 被检查者站在高度为 30 厘米的跳箱上。

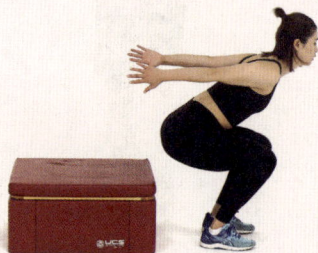

2 被检查者向跳箱前 30 厘米处跳下,注意落地缓冲。

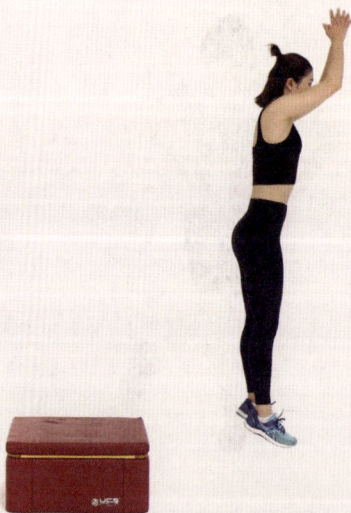

3 立即原地起跳至最高处并原地下落。此动作需重复 3 次。因跳跃动作速度较快,可在被检查者前方放一台摄像机进行慢动作拍摄。

观察

从正面观察被检查者首次落地时髋、膝、踝关节的相对位置。观察髋关节是否过度内收内旋;下落缓冲阶段膝关节运动轨迹的变化,膝关节指向应和第二、三脚趾成一条直线;双脚距离是否与肩同宽,若小于肩宽,可能会造成膝关节过度外翻,反之会出现膝内翻现象。从侧面观察被检查者落地时是否存在屈髋、屈膝障碍现象。

36

步行体态评估

目的

在自然动态状态下观察一种姿态，能够发现姿势变形和潜在的肌肉过度活跃或抑制等问题。该测试评估步行中的姿势变化。在评估中发现的动作缺陷，例如膝内扣、腰椎曲度明显过大、骨盆旋转或左右倾斜等，都有可能增加损伤风险。

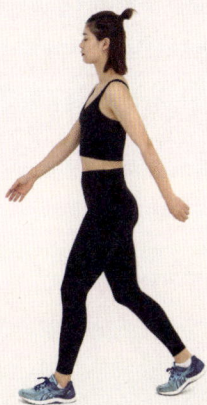

被检查者以较为适宜的速度在坡度为 0 的跑步机上行走或慢跑（由于条件限制，本书提供的配图为在普通平地上进行测试，仅作示意）。

观察

从正面观察膝关节和双脚，双脚应保持正中位，膝关节与第二、三脚趾保持在同一直线上。从侧面观察腰部、肩关节与头，腰椎应保持正确的曲度，肩关节与头应保持在中立位。从后面观察踝关节与骨盆，踝关节及跟腱应保持在同一直线上，骨盆应保持水平位。

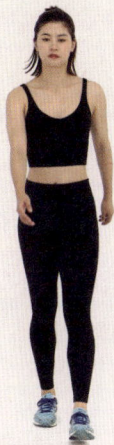

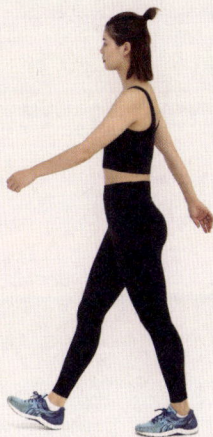

膝关节稳定性锻炼策略

　　膝关节不稳容易增加膝关节慢性损伤风险。膝关节周围肌群肌力失衡、相邻关节活动度受限、因相邻关节肌肉失衡出现的异常体态及下肢关节排列异常出现的下肢力学轴线偏移和神经肌肉控制能力不足等是膝关节不稳定的主要原因。针对上述诱因，练习者可通过进行下肢柔韧性练习、下肢稳定性练习、动作模式纠正练习、核心练习、下肢肌力练习以及跳跃与灵敏性运动练习，恢复及强化膝关节功能稳定，以能够在不同运动项目中达到最佳运动表现。在锻炼过程中，应遵循循序渐进的锻炼原则，锻炼内容、持续时间、负荷强度等要根据个人实际情况确定，动作难度由易到难，负荷强度由小到大，不能引起疼痛或与损伤相关的症状。

膝关节稳定性锻炼策略

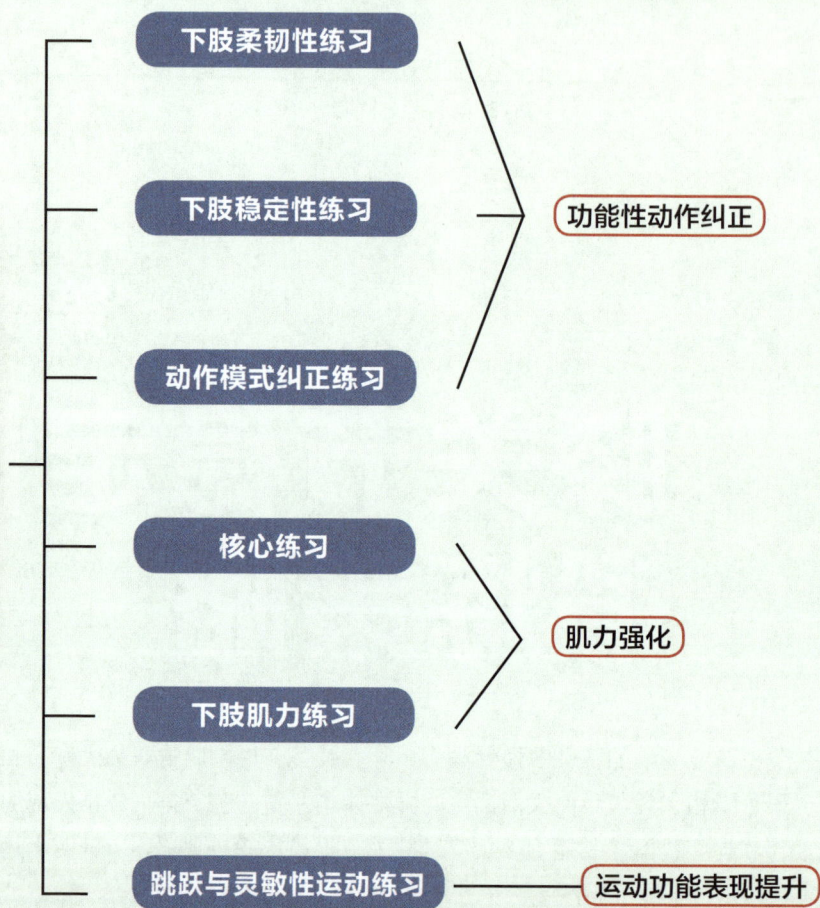

下肢柔韧性练习

下肢稳定性练习

动作模式纠正练习

功能性动作纠正

核心练习

下肢肌力练习

肌力强化

跳跃与灵敏性运动练习

运动功能表现提升

下肢柔韧性练习

　　下肢柔韧性练习是膝关节稳定性锻炼的重要组成部分。柔韧性是指关节的肌肉、肌腱、韧带等软组织的伸展能力。良好的柔韧性能够实现关节全范围活动、提高关节灵活性，以及提高在动作过程中的最佳神经肌肉控制效率。下肢关节肌张力过大和失衡出现的力偶关系异常、下肢体态与关节排列异常以及关节活动度降低等容易减弱下肢神经肌肉控制能力，增加下肢关节损伤风险。下肢柔韧性对建立良好的本体感觉、提升神经控制能力和纠正动作模式起着关键作用。

　　下肢柔韧性练习包括下肢关节周围软组织放松、静态拉伸、动态拉伸以及髋关节、踝关节灵活性练习。

良好神经
肌肉控制

正常力偶关系　　正确的肌张力 – 长度关系　　良好体态

下肢关节肌筋膜放松

下肢关节肌筋膜放松是利用泡沫轴、筋膜球等器械以及肌肉拉伸等方式对肌肉、肌腱等软组织进行按摩，放松紧绷的肌肉和筋膜、降低肌张力、改善肌肉延展性、恢复肌肉功能性长度、减少筋膜组织粘连以及增加关节活动度。长期肌肉失衡可导致肌张力及肌肉功能性长度改变，出现异常体态。为了防止膝关节不稳，练习者必须保持肌肉系统结构与功能的完整性，保持关节周围肌群产生的力量平衡统一。

TIPS

扳机点是发生于身体任何部位的呈条索状的异常痛点。对于面积较小的肌肉和肌肉中存在的扳机点，可利用筋膜球对扳机点位置进行深度按摩，保持40~60秒。

泡沫轴滚压放松

● 臀大肌、臀中肌、臀小肌、梨状肌

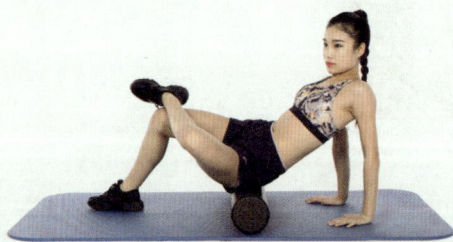

1 练习者坐在泡沫轴上，双手向后伸展支撑身体，一侧腿屈曲撑地，另一侧腿向上屈曲并将踝关节置于支撑腿的膝关节上方，身体向非支撑腿一侧倾斜。

TIPS

对臀中肌、臀小肌以及梨状肌，可使用筋膜球进行深度滚压放松。

2 身体前后移动，使泡沫轴在臀肌处反复滚压40~60秒。若遇到疼痛感明显的位置，可以反复滚压20~30秒，至疼痛感略有缓解。换另一侧执行同样的动作。

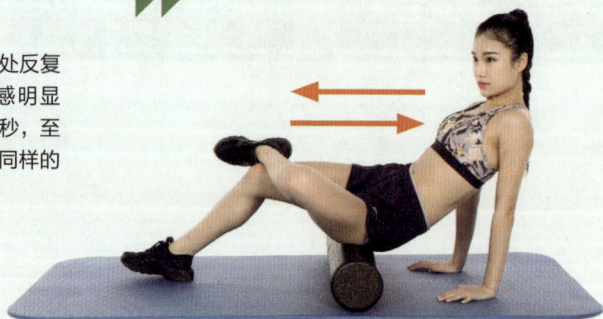

● 阔筋膜张肌、髂胫束

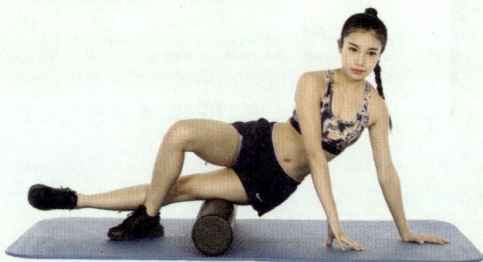

1 练习者身体呈侧卧姿势，双臂向侧卧面伸展支撑身体，同侧腿部伸展，泡沫轴放置于大腿髂胫束处，另一侧腿屈曲撑地置于压轴腿前侧，支撑身体。

2 用身体滚动泡沫轴，上侧腿屈曲支撑于地面，下侧腿伸直，使泡沫轴在髂骨至膝关节外侧反复滚压 40～60 秒。若遇到疼痛感明显的位置，可反复滚压 20～30 秒，至疼痛感略有缓解。换另一侧执行同样的动作。

TIPS

对阔筋膜张肌，可使用筋膜球进行深度滚压放松。

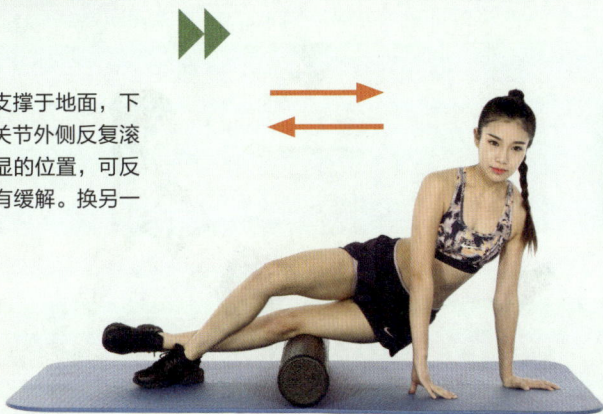

● 股四头肌

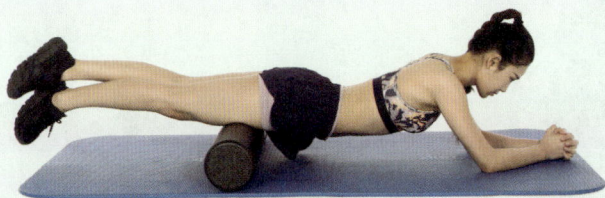

1 练习者身体呈俯卧姿势，泡沫轴放置于大腿前侧下方，双臂向前屈肘，用前臂支撑身体，双腿伸展且叠放。

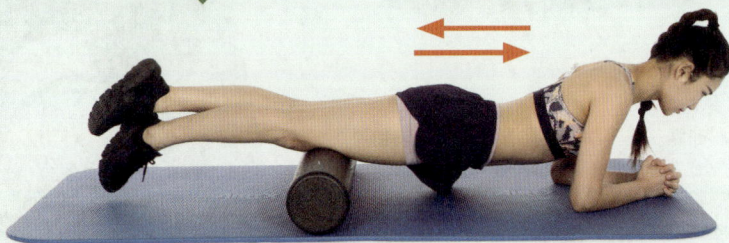

2 身体前后移动，使泡沫轴在髂前下棘和膝关节之间反复滚压 40～60 秒。若遇到疼痛感明显的位置，可反复滚压 20～30 秒，至疼痛感略有缓解。换另一侧执行同样的动作。

● 腘绳肌

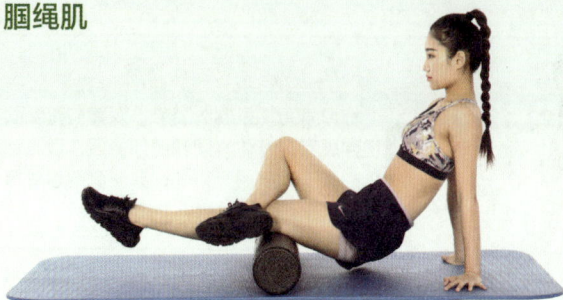

1 练习者呈坐姿，双手向后伸展支撑身体，一侧腿伸展，大腿后侧置于泡沫轴上，另一侧腿屈曲，将踝关节置于伸展腿的膝关节处。

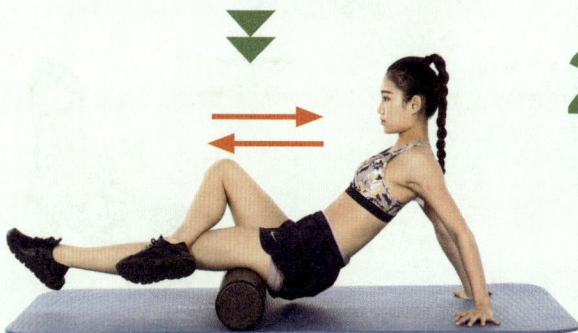

2 身体前后移动，使泡沫轴在坐骨结节和膝关节腘窝之间反复滚压 40～60 秒。若遇到疼痛感明显的位置，可反复滚压 20～30 秒，至疼痛感略有缓解。换另一侧执行同样的动作。

● 髋内收肌

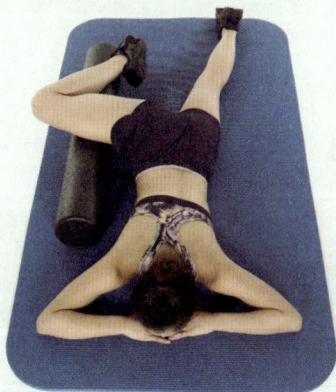

1 练习者俯卧于地面，骨盆微微旋转，一侧腿屈曲、内旋，另一侧腿伸直，泡沫轴放置于屈曲腿大腿内侧。

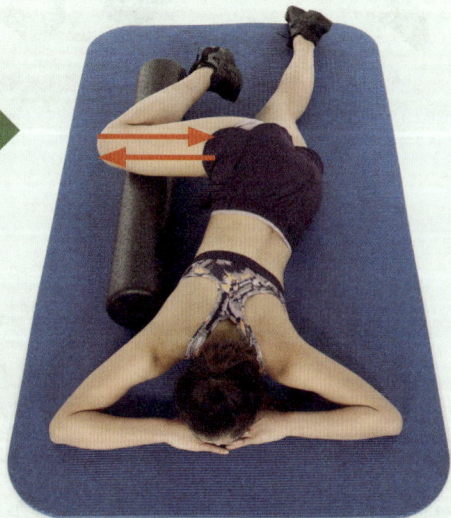

2 屈曲腿左右移动，使泡沫轴在髋关节和膝关节之间反复滚压 40～60 秒。若遇到疼痛感明显的位置，可使用筋膜球深度滚压 20～30 秒，至疼痛感略有缓解。换另一侧执行同样的动作。

● 胫骨前肌

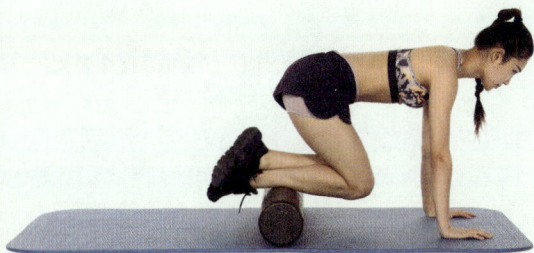

1 练习者双手撑地，双腿屈曲，骨盆微微旋转，泡沫轴放置于一侧小腿胫骨前肌处（胫骨外侧），另一侧小腿置于对侧小腿之上。

2 腿部前后移动，使泡沫轴在胫骨近端外侧和踝关节之间反复滚压 40～60 秒。若遇到疼痛感明显的位置，可使用筋膜球深度滚压 20～30 秒，至疼痛感略有缓解。换另一侧执行同样的动作。

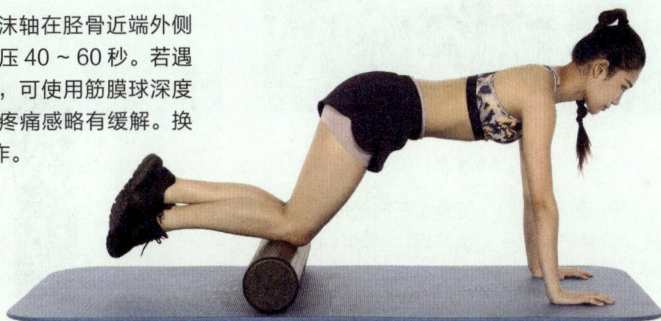

● 小腿三头肌

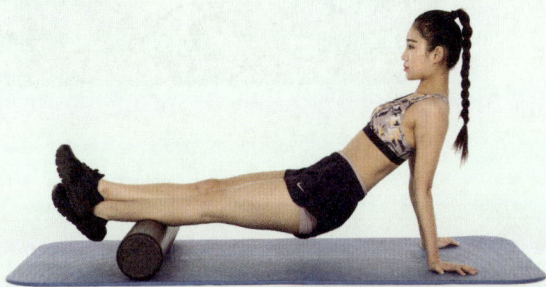

1 练习者双腿伸直，泡沫轴放置于一侧小腿下方，另一侧小腿置于对侧小腿之上，双臂向后伸直，双手撑地，使臀部抬离地面。

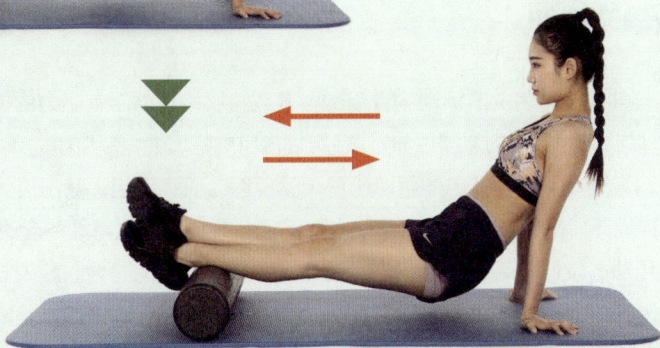

2 身体前后移动，使泡沫轴在膝关节腘窝和踝关节之间反复滚压 40～60 秒。若遇到疼痛感明显的位置，可使用筋膜球深度滚压 20～30 秒，至疼痛感略有缓解。换另一侧执行同样的动作。

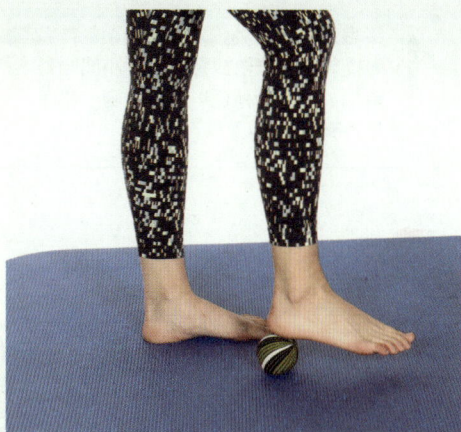

1 练习者站立于地面，取一筋膜球（或橡胶球、网球、棒球等）放于一侧脚底。

2 压球的脚向下施力，反复滚压筋膜球。保持滚压1分钟。换另一侧执行同样的动作。

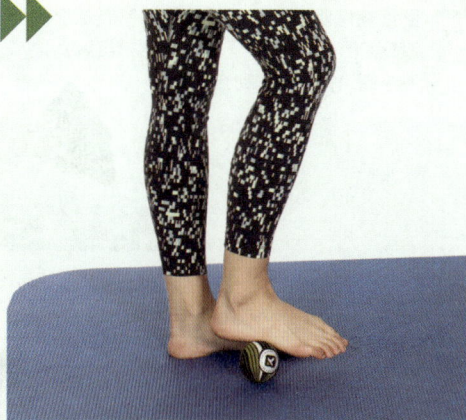

下肢静态拉伸

　　静态拉伸是一种将关节活动到受阻的位置或将肌肉拉伸至有阻力的位置，同时施加一定的力并静止保持30秒以上的持续拉伸方法，可提高肌肉延展性，使肌肉放松。静态拉伸应缓慢进行，施力缓慢、匀速，不能使被拉伸肌肉出现牵张反射。研究证明，静态拉伸可能会降低肌梭活跃度和运动神经元兴奋性，减少肌肉力量输出。因此，在训练前热身准备活动中较少使用静态拉伸，更多地使用动态拉伸（后文会介绍）。但任何事物都存在两面性。膝关节稳定性锻炼的目的首先是预防潜在伤病的发生，使练习者在正确的方式下进行锻炼；其次是提高膝关节稳定性，实现最佳运动表现。柔韧性的缺失是下肢关节慢性损伤的致病因素之一，例如髌股关节疼痛综合征，所以当肌肉长度发生异常变化时，我们应当先进行静态拉伸恢复其功能，提高肌肉柔韧性，随后进行动态拉伸等一系列准备活动。下面介绍下肢主要肌群常见的静态拉伸方法。

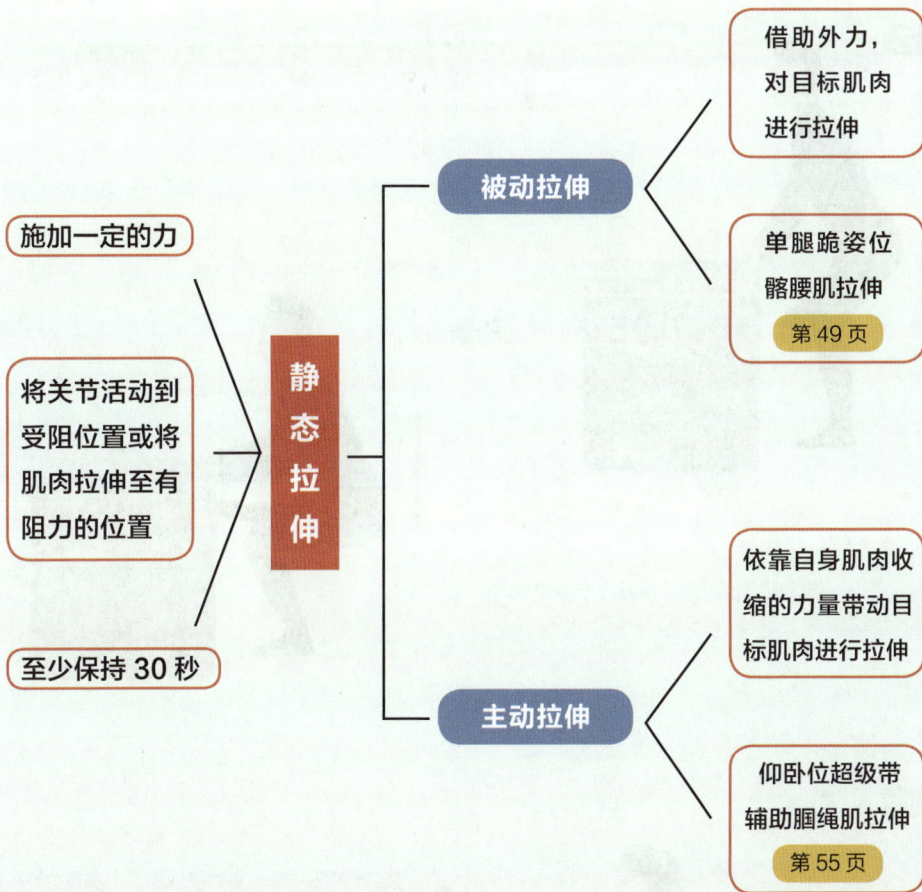

施加一定的力

将关节活动到
受阻位置或将
肌肉拉伸至有
阻力的位置

至少保持 30 秒

静态拉伸

被动拉伸

借助外力，
对目标肌肉
进行拉伸

单腿跪姿位
髂腰肌拉伸
第 49 页

主动拉伸

依靠自身肌肉收
缩的力量带动目
标肌肉进行拉伸

仰卧位超级带
辅助腘绳肌拉伸
第 55 页

TIPS

a.静态拉伸分主动拉伸和被动拉伸，主动拉伸是指依靠自身肌肉收缩的力量带
动目标肌肉进行拉伸，不借助外力使关节动作保持在某一个特定的拉伸位置；
被动拉伸是指借助外力对目标肌肉进行拉伸，自身肌肉无主动收缩发力。大多
数情况下我们都是在进行被动拉伸，因被动拉伸借助外力，拉伸幅度较大，相
比主动拉伸效果会更好。
b.静态拉伸时应配合自然呼吸，切勿憋气。
c.拉伸时出现轻微的不适感属正常拉伸感，切勿出现明显疼痛。

● 臀肌、梨状肌

站立位

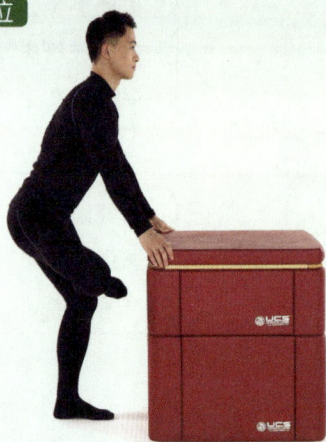

1 练习者面对一固定物体站立，双手扶住固定物体，一侧腿屈膝支撑于地面，拉伸侧腿屈膝，髋关节屈曲、外旋，小腿搭在支撑腿膝关节位置（类似跷二郎腿姿势）。

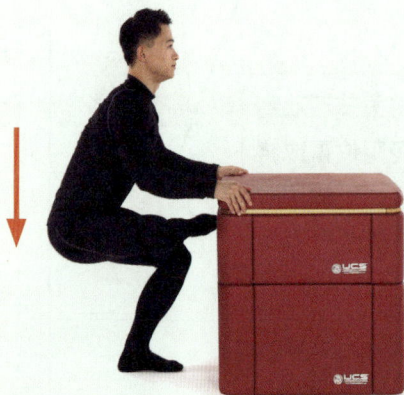

2 重心下压，当臀肌出现轻微拉伸感后维持30秒。回到起始姿势，换另一侧执行同样的动作。

俯撑位

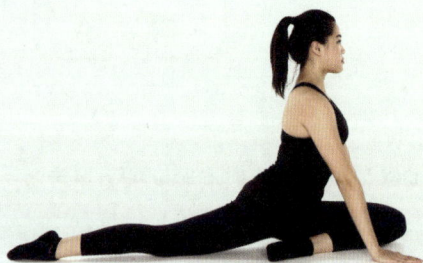

1 练习者俯卧，双手支撑于地面，上身直立，一侧腿向后伸直，拉伸侧腿髋关节屈曲、外旋，膝关节屈曲置于身体前下方。

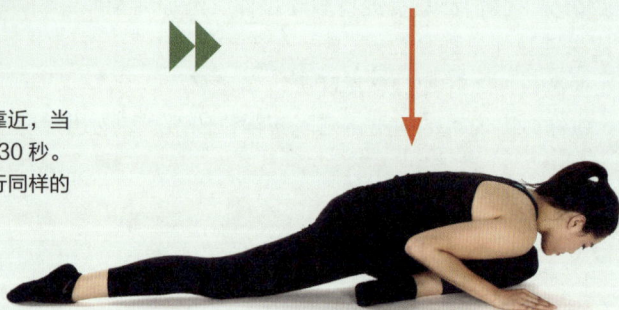

2 手臂屈曲，上身逐渐向地面靠近，当臀肌出现轻微拉伸感后维持30秒。回到起始姿势，换另一侧执行同样的动作。

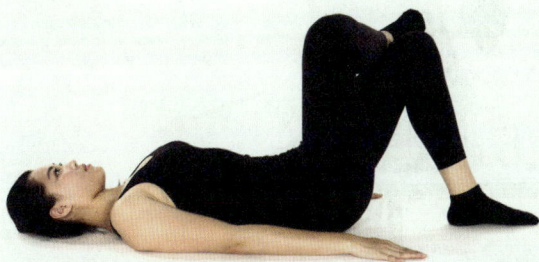

1 练习者仰卧于地面，下肢髋关节屈曲、膝关节屈曲，拉伸侧腿外旋使小腿搭在支撑腿膝关节位置。

2 双手抱住支撑腿大腿后侧，将下肢向躯干方向拉。当臀肌出现轻微拉伸感后维持 30 秒。回到起始姿势，换另一侧执行同样的动作。

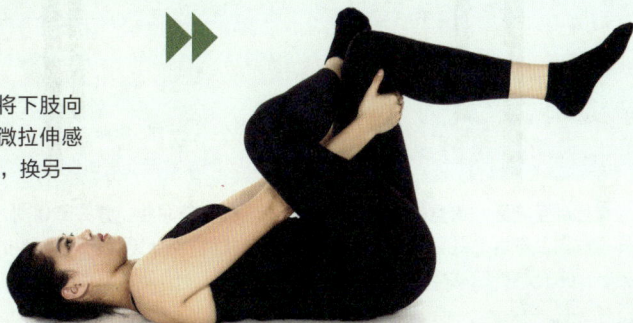

● 髂腰肌

单腿跪姿位

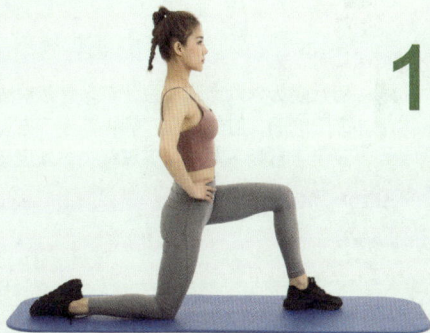

1 初始姿势呈单腿弓箭步。练习者前侧腿膝关节屈曲，支撑于地面，后侧腿小腿整体贴近地面，上身保持挺直。

2 保持躯干挺直，身体重心前移并下压，直至髂腰肌出现轻微拉伸感后维持 30 秒。回到起始姿势，换另一侧执行同样的动作。拉伸时可借助固定物体稳定身体。

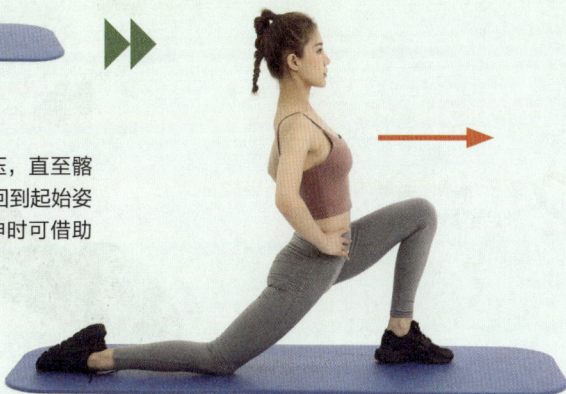

第 4 章

膝关节稳定性锻炼策略 ▼ 下肢柔韧性练习

49

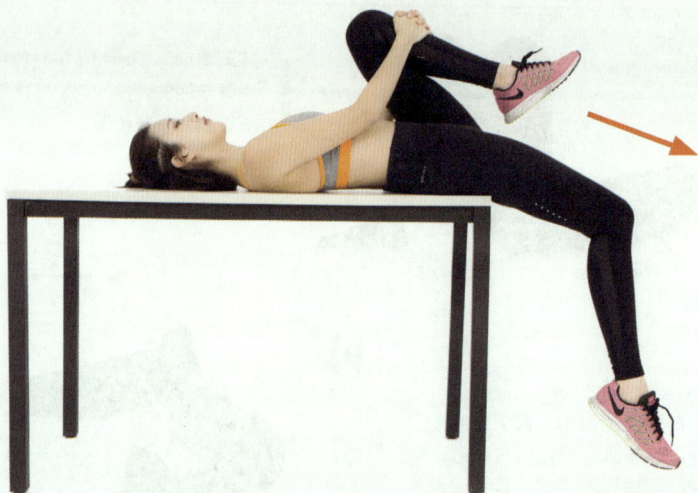

练习者仰卧于桌面，骨盆处于中立位，一侧腿髋关节屈曲、膝关节屈曲，同时双手抱住屈曲膝关节位置，拉伸侧腿自然下垂。保持此动作，借助重力进行拉伸，当髂腰肌出现轻微拉伸感后维持30秒。回到起始姿势，换另一侧执行同样的动作。

● 髋内收肌

俯撑位

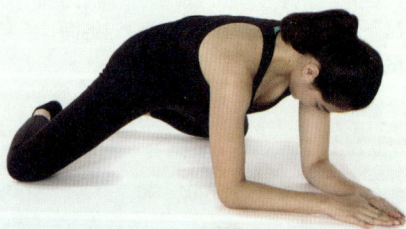

1 初始姿势为六点跪撑位，练习者双肘支撑于地面，肘关节置于肩关节正下方，双手手掌朝下并拢，下肢髋关节外展呈V形。

2 躯干前倾，当髋内收肌出现轻微拉伸感后维持30秒。

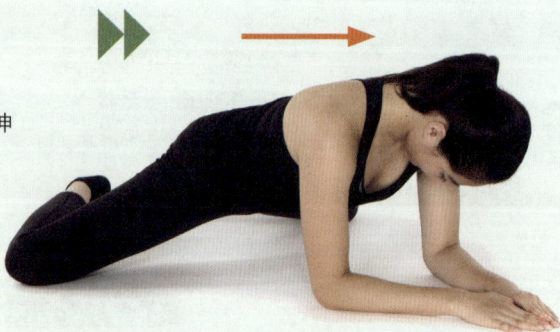

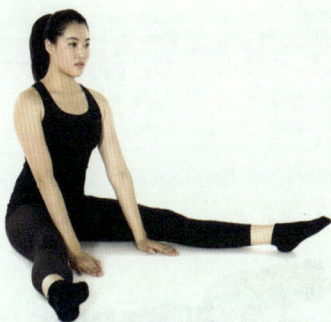

1 练习者坐立于地面，下肢髋关节外展，膝关节伸展，双腿呈 V 形，保持脊柱直立。

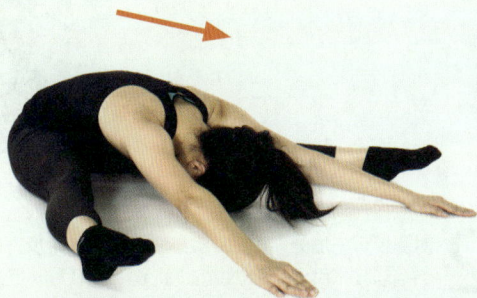

2 移动骨盆俯身向下，双臂伸直向前延伸；同时髋内旋配合移动，当髋内收肌出现轻微拉伸感后维持 30 秒。

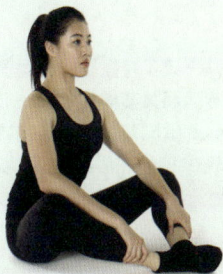

1 练习者坐立于地面，下肢髋关节外旋、外展，膝关节屈曲，脚底相对，类似于盘腿动作。双手扶于小腿远端，保持脊柱直立。

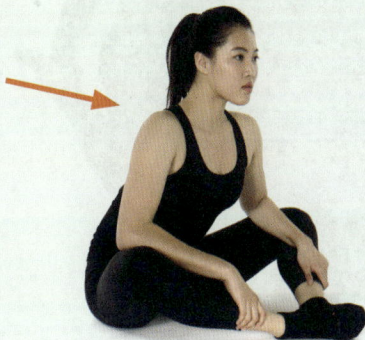

2 保持躯干挺直，双臂发力俯身向下，当髋内收肌出现轻微拉伸感后维持 30 秒。

第 4 章

膝关节稳定性锻炼策略

▼

下肢柔韧性练习

● 阔筋膜张肌

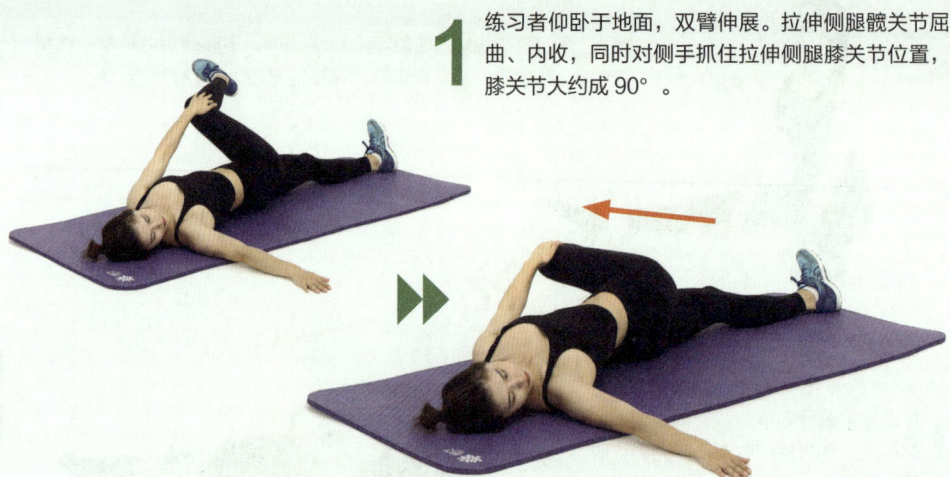

1 练习者仰卧于地面，双臂伸展。拉伸侧腿髋关节屈曲、内收，同时对侧手抓住拉伸侧腿膝关节位置，膝关节大约成 90°。

2 对侧手可施加外力，同时头与躯干向拉伸相反方向轻微转动，增加拉伸感，另一条腿自然伸直即可。当阔筋膜张肌出现轻微拉伸感后维持 30 秒。回到起始姿势，换另一侧执行同样的动作。

● 股四头肌

站立位

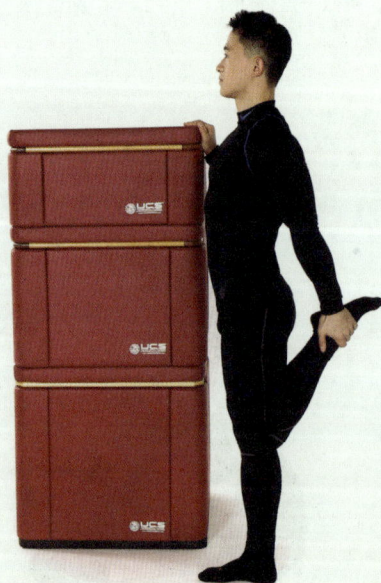

练习者站立，一只手轻扶跳箱，同侧腿支撑于地面，另一侧腿髋关节伸展、膝关节屈曲，同侧手抓住拉伸侧腿脚背，将其拉向臀部。当股四头肌出现轻微拉伸感后维持 30 秒。回到起始姿势，换另一侧执行同样的动作。

TIPS

拉伸时腰椎部分应微微前倾，增大拉伸感；单腿支撑不稳时可借助固定物体稳定身体后再拉伸。

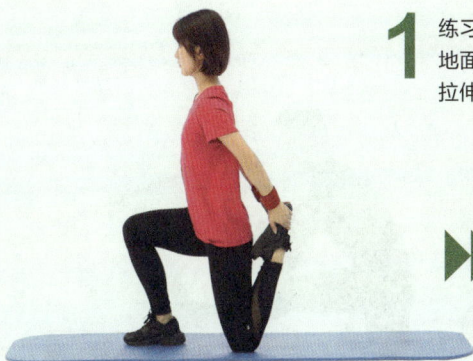

1 练习者呈单腿跪姿，前侧腿髋关节与膝关节屈曲支撑于地面，后侧腿髋关节伸展、膝关节屈曲，同时双手抓住拉伸侧腿脚背。

TIPS

单腿支撑不稳时可借助一固定物体稳定身体。

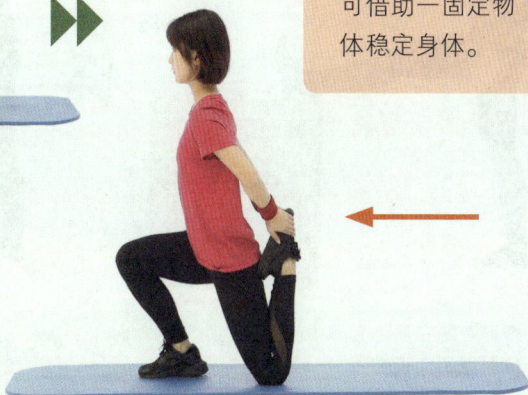

2 拉伸时腰椎部分应微微前倾，增大拉伸感。双手将脚跟拉向臀部，当股四头肌出现轻微拉伸感后维持 30 秒。回到起始姿势，换另一侧执行同样的动作。

侧卧位

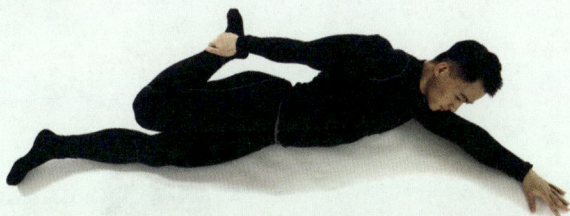

1 练习者侧卧，上方拉伸侧腿髋关节伸展、膝关节屈曲，同时同侧手抓住拉伸侧腿脚背。

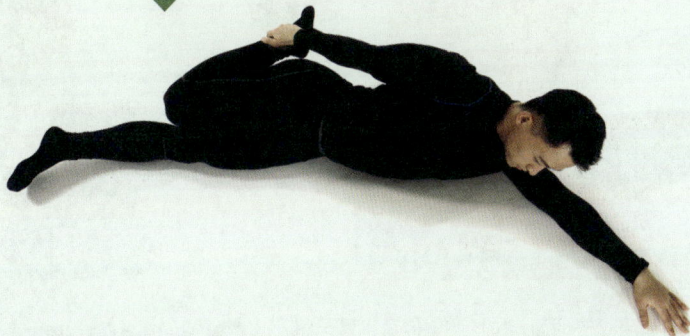

2 拉伸侧手最大限度地将脚跟拉向臀部，当股四头肌出现轻微拉伸感后维持 30 秒。拉伸时，拉伸侧腿尽量后伸，增大拉伸感。回到起始姿势，换另一侧执行同样的动作。

第 4 章

膝关节稳定性锻炼策略

▼ 下肢柔韧性练习

53

● 腘绳肌

站立位

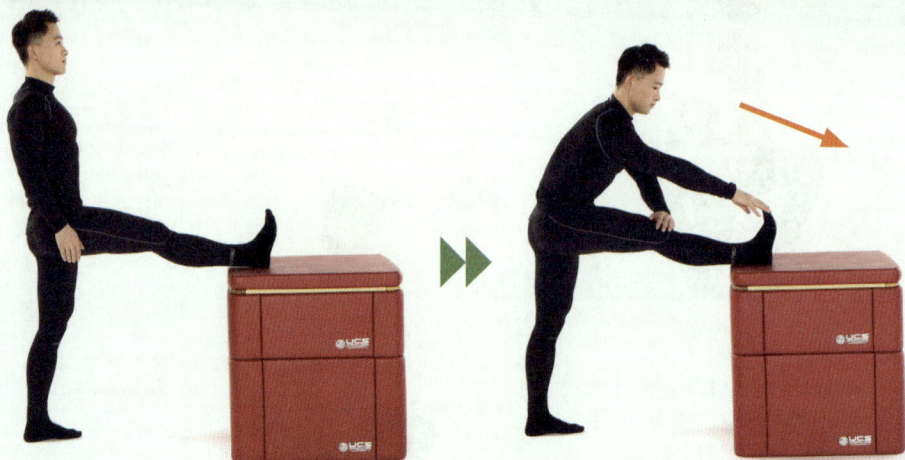

1 练习者站立于比大腿中部略高的跳箱前，保持双脚朝向正前方，一侧腿支撑于地面，另一侧腿脚跟搭在跳箱上，保持脊柱直立。

2 移动骨盆俯身向下，拉伸腿的同侧手扶于脚尖，对侧手扶于膝关节，当腘绳肌出现轻微拉伸感后维持30秒。回到起始姿势，换另一侧执行同样的动作。

坐立位

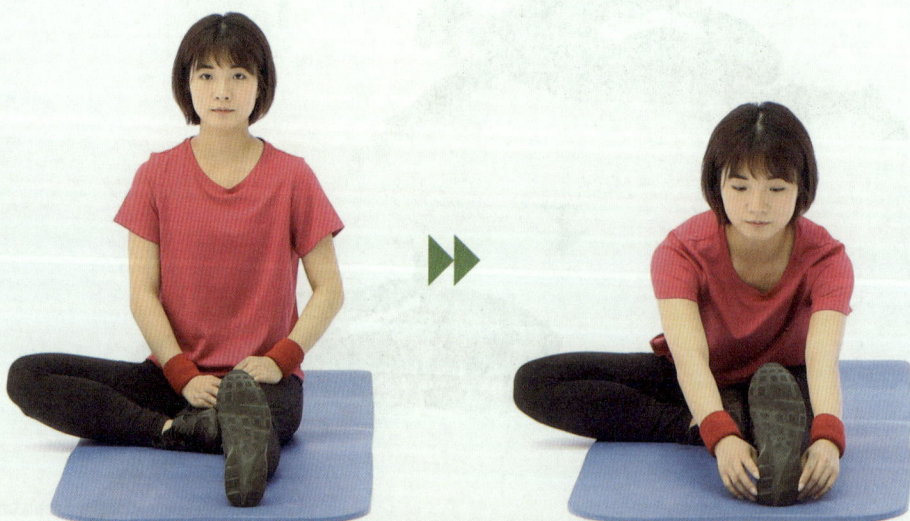

1 练习者坐立于地面，拉伸侧腿伸直，另一侧腿髋关节外旋、外展，膝关节屈曲，脚底贴于拉伸侧腿内侧，保持脊柱直立。

2 移动骨盆俯身向下，双手向前伸，当腘绳肌出现轻微拉伸感后维持30秒。回到起始姿势，换另一侧执行同样的动作。

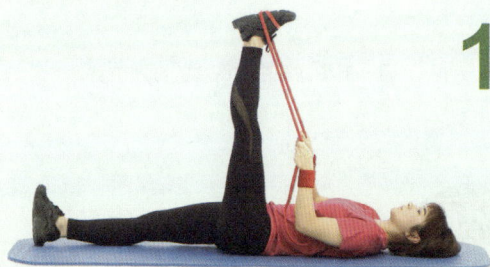

1　练习者仰卧于地面，下肢伸直放松。拉伸侧腿髋关节屈曲上抬，用超级弹力带勾在拉伸侧腿前脚掌处。

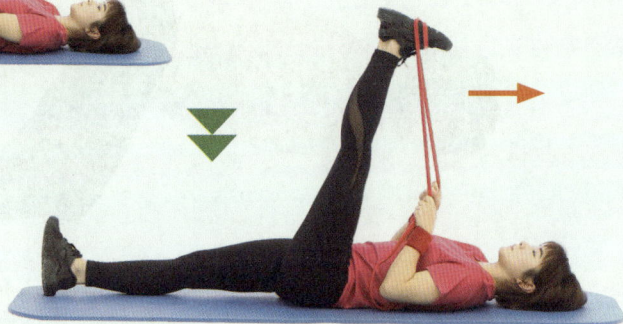

2　双手抓住弹力带缓慢将拉伸侧腿向上身方向拉，拉伸过程中始终保持膝关节伸直，当腘绳肌出现轻微拉伸感后维持 30 秒。回到起始姿势，换另一侧执行同样的动作。

● 小腿三头肌（腓肠肌）

站立位

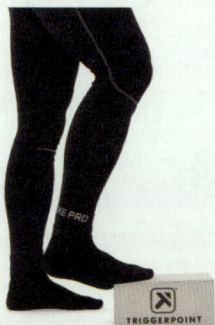

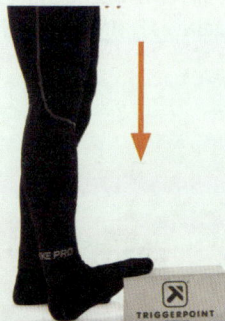

1　练习者寻找一高 10 厘米的台阶，单脚前脚掌放于台阶上。

2　借助重力脚跟向下移动，拉伸过程中始终保持膝关节伸直，当小腿三头肌出现轻微拉伸感后维持 30 秒。回到起始姿势，换另一侧执行同样的动作。

TIPS

没有台阶时也可寻找一墙面，面对墙面站立，拉伸侧腿向前一步，其前脚掌顶住墙面，保持膝关节伸直，同时身体重心向前移动，当小腿三头肌出现轻微拉伸感后维持30秒。

第 4 章

膝关节稳定性锻炼策略　下肢柔韧性练习

1 练习者双手、双脚支撑于地面，其中拉伸侧腿膝关节伸直，另一侧脚搭在拉伸侧腿的脚踝位置。

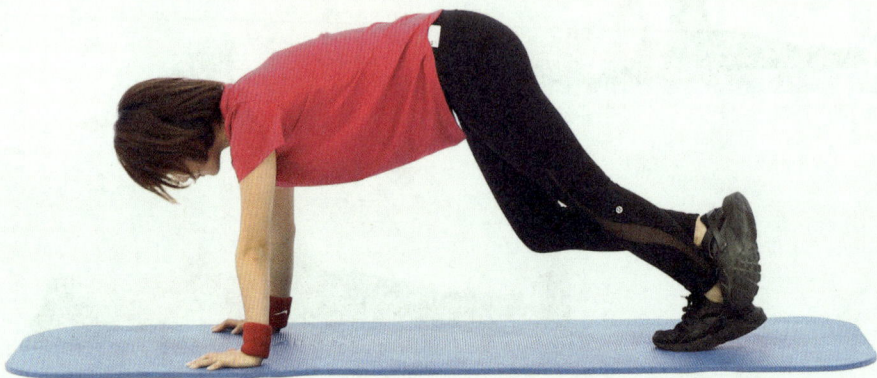

2 身体向后移动使拉伸侧腿的脚跟尽量贴于地面，当小腿三头肌出现轻微拉伸感后维持30秒。回到起始姿势，换另一侧执行同样的动作。

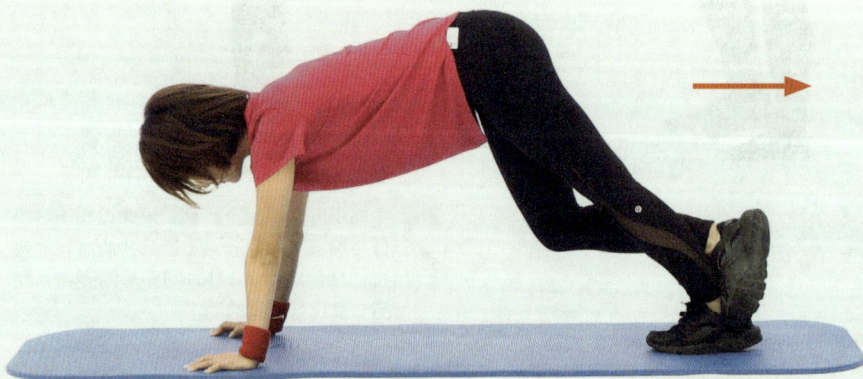

下肢动态拉伸

　　动态拉伸利用肌肉自身产生的力量，在整个活动范围内移动关节，是一种与运动项目相结合的功能性拉伸练习。当我们在讨论静态拉伸和动态拉伸的优劣时，应辩证看待这两种拉伸方法。在准备活动中动态拉伸是一种更有效的激活肌肉的拉伸方法，练习时大多采用与专项动作类似的动作形式进行拉伸，以使身体更快进入运动状态；对于改善肌肉延展性和关节灵活性以及降低运动损伤风险，静态拉伸效果比动态拉伸明显，但静态拉伸可能会降低神经肌肉兴奋性。因此，在膝关节稳定性锻炼中，应针对当前阶段或需要选择进行静态拉伸或动态拉伸，亦可先进行静态拉伸，再进行动态拉伸。下文将简要介绍下肢肌群动态拉伸练习方法。

● 高抬腿行走

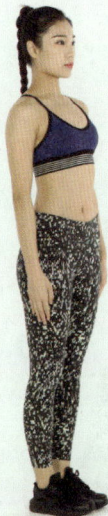

1 练习者站立于地面，双脚并拢，脚尖朝前，背部挺直，腹部收紧。

目的

拉伸屈曲腿臀大肌、腘绳肌，同时提升支撑腿与脚踝本体感觉能力。

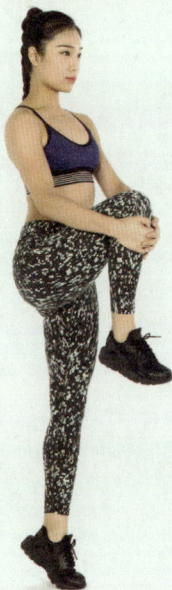

2 一侧腿向前跨步后伸直支撑于地面，另一侧腿髋关节屈曲、膝关节屈曲向上抬起，双手抱住屈曲腿膝关节位置，将膝关节拉向胸部，同时支撑腿踮起脚尖。保持此动作2～3秒，两侧交替进行。

● 侧弓箭步

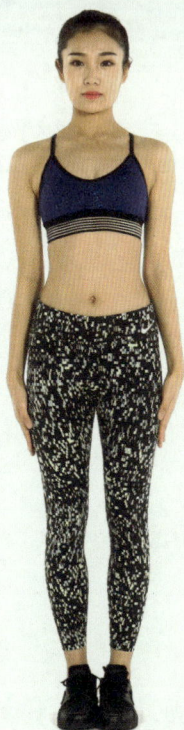

1 练习者站立于地面，双脚并拢，脚尖朝前，背部挺直，腹部收紧，手臂自然垂于身体两侧。

目的

此动作目的是拉伸大腿内侧肌群。

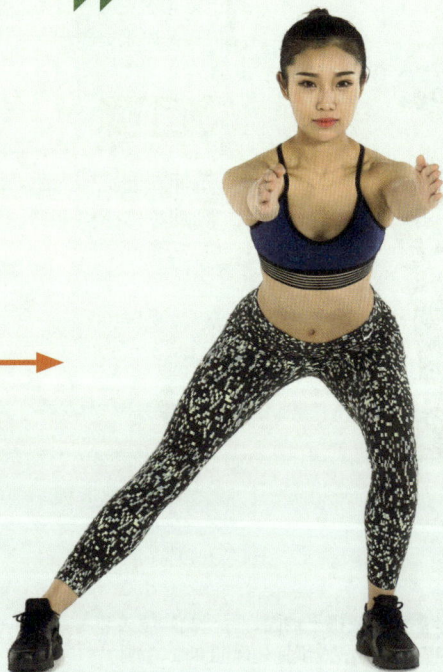

2 双腿分开，一侧腿髋关节屈曲、膝关节屈曲，重心偏移向下呈侧弓箭步姿势，同时双臂前平举，另一侧腿伸直。保持 2 ~ 3 秒。回到起始姿势，换另一侧执行同样的动作。

● 脚跟触臀行走

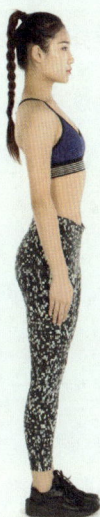

1 练习者站立于地面，双脚并拢，脚尖朝前，背部挺直，腹部收紧。

目的

此动作目的是拉伸股四头肌。

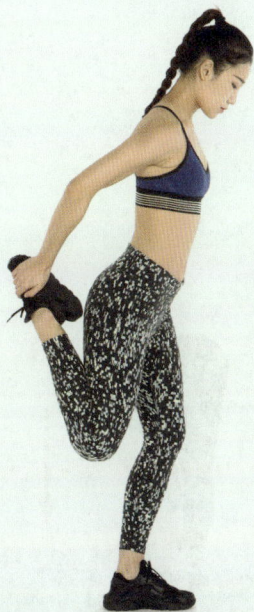

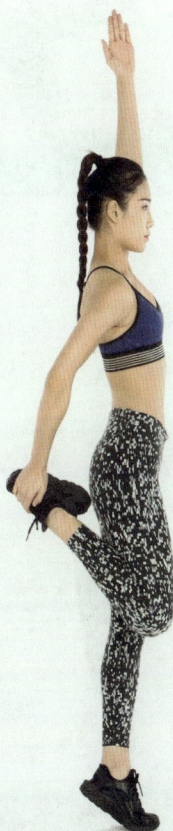

2 一侧腿向前跨步后支撑于地面，拉伸侧腿髋关节伸展、膝关节屈曲向上抬起，用同侧手抓住脚背处用力使脚跟触碰臀部。

3 支撑腿踮起脚尖向上，同时伸直同侧手臂过头顶。保持此动作 2～3 秒。回到起始姿势，换另一侧执行同样的动作。

● 跪地平衡股四头肌拉伸

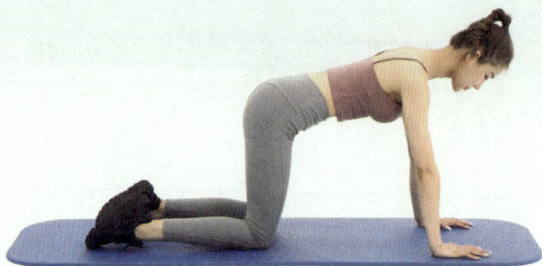

1 初始姿势为六点跪撑位，练习者背部挺直，腹部收紧，双腿屈曲，膝关节、脚尖与双手支撑于地面。

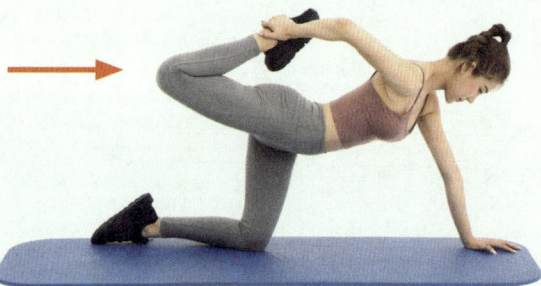

2 拉伸侧腿抬离地面，髋关节伸展，膝关节屈曲，同时同侧手后伸抓住脚踝，用力将脚跟拉向大腿后侧。躯干保持挺直，并尽量抬高拉伸侧腿膝关节。保持此动作 2 ~ 3 秒。回到起始姿势，换另一侧执行同样的动作。

● 前屈式腘绳肌拉伸

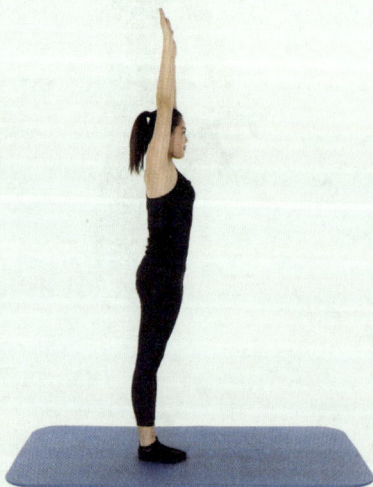

1 练习者双腿并拢，脚掌贴地，背部挺直，腹部收紧，伸直双臂过头顶。

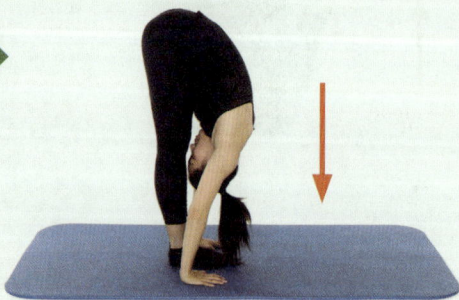

2 髋关节屈曲，俯身向下，双手撑地，头部靠近膝关节。当腘绳肌出现轻微拉伸感后维持 30 秒。保持 2 ~ 3 秒。

● 单腿硬拉

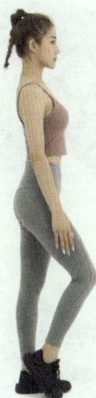

1 练习者单腿站立于地面，支撑侧腿伸直，另一侧腿髋关节屈曲、膝关节微屈，背部挺直，腹部收紧。

> **目的**
>
> 此动作目的是拉伸腘绳肌，提高脚踝的本体感觉能力。

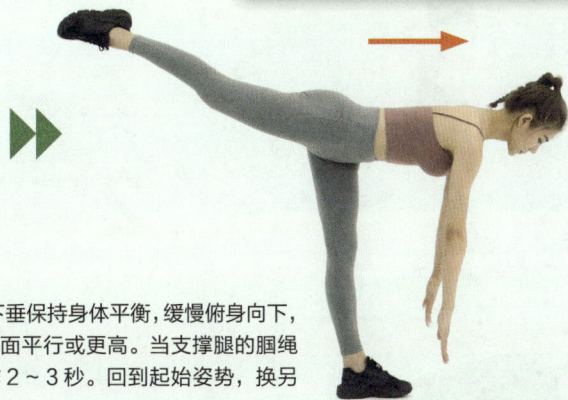

2 非支撑侧腿抬离地面，双臂下垂保持身体平衡，缓慢俯身向下，并将非支撑侧腿抬高至与地面平行或更高。当支撑腿的腘绳肌出现拉伸感时保持此动作2~3秒。回到起始姿势，换另一侧执行同样的动作。

● 弓箭步向后移动

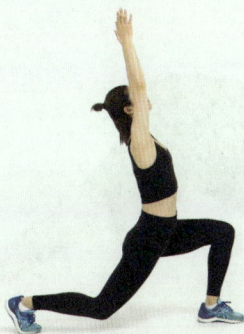

1 练习者呈弓箭步，双臂向上伸直。

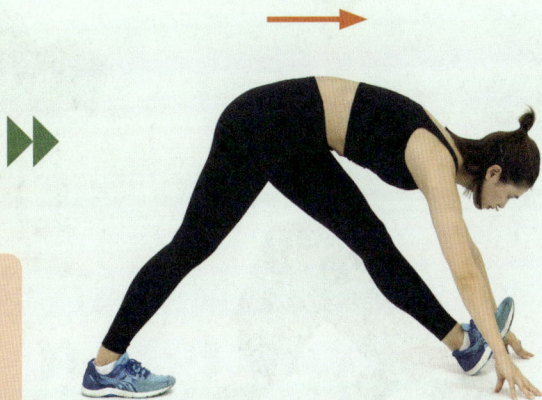

> **TIPS**
>
> 弓箭步时拉伸核心前侧肌群与后侧腿屈髋肌群，前侧腿伸直时拉伸腘绳肌。

2 俯身向下，双手放于前脚两侧，前侧腿脚跟蹬地使膝关节伸展，双腿呈倒V形，同时将身体整体向后轻微移动。前侧腿感受到腘绳肌出现拉伸感并保持2~3秒。回到起始姿势，换另一侧执行同样的动作。

● 四肢行走

目的

此动作目的是拉伸腘绳肌与小腿三头肌。

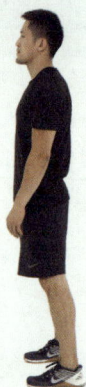

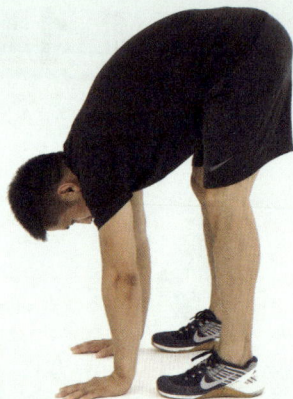

1 练习者站立于地面，双脚与肩同宽。

2 髋关节屈曲俯身向下，双手触地，双腿伸直，感受腘绳肌的拉伸。

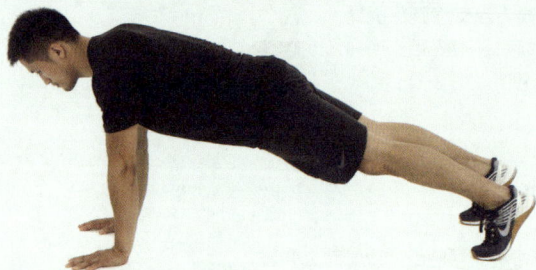

3 保持双腿伸直状态，双手向前爬行。

4 直到无法支撑身体时，双腿向前行走，脚跟尽可能接触地面。

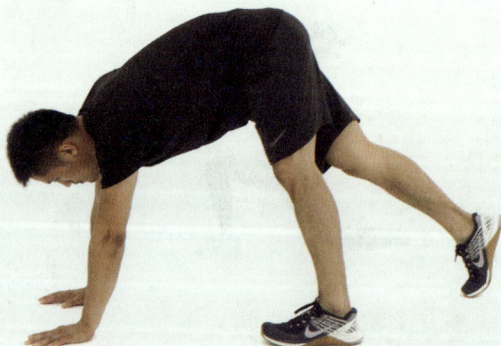

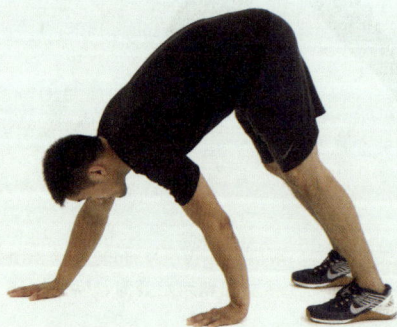

5 当出现明显拉伸感时，双手再向前爬。全程保持双腿伸直状态。

● 最伟大拉伸

1 练习者站立于地面，双脚并拢，背部挺直，腹部收紧，脚尖朝前。

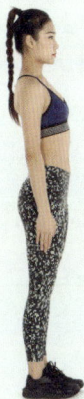

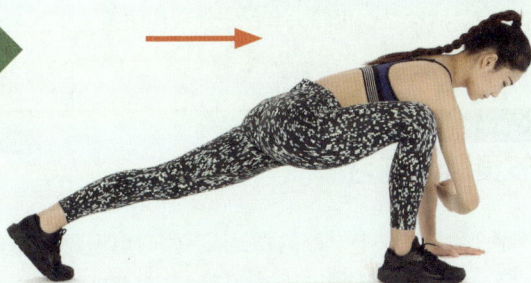

目的

此动作目的是拉伸屈髋肌群和下肢后侧肌群；增加胸椎旋转灵活度。

2 一侧腿向前大步跨出呈弓箭步，俯身向下，后腿伸直。跨出腿对侧手臂支撑于地面，同侧手臂于同侧脚内侧屈肘 90°，保持拉伸动作 2～3 秒。

3 躯干向跨出腿侧旋转，未撑地手向上伸直，眼睛看向手掌方向，双臂成一直线，保持拉伸动作 2～3 秒。

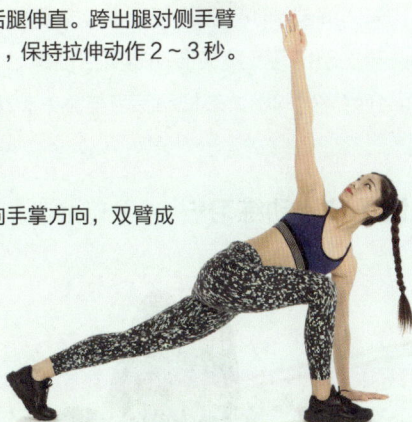

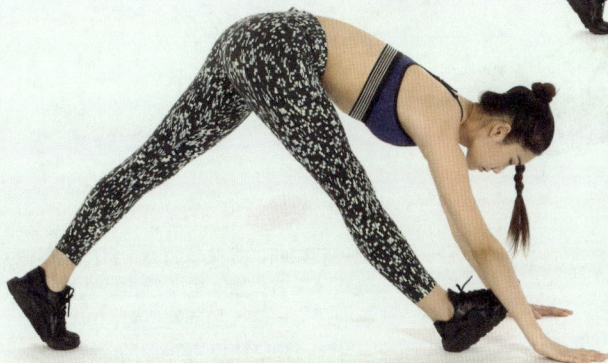

4 恢复弓箭步姿势，跨出腿伸直勾脚，保持拉伸动作 2～3 秒。

5 回到起始姿势，换对侧执行同样的动作。拉伸时始终保持后腿膝关节伸直。

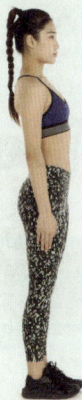

第 4 章

膝关节稳定性锻炼策略 ▼ 下肢柔韧性练习

63

髋、踝关节灵活性练习

根据相邻关节理论，髋、踝关节灵活性不足可能导致下肢运动功能障碍，也可能导致下肢整体力线分布不均，使膝关节稳定性下降，增加膝关节损伤风险。例如，踝关节背屈灵活性受限，深蹲时可能出现脚跟翘起现象；足弓扁平，髋关节过度内收、内旋可能出现膝外翻现象等。因此，恢复髋、踝关节灵活性是强化膝关节稳定性锻炼的第一步。

髋关节灵活性练习

髋关节是个特殊的关节，既需要灵活，同时也需要稳定（在肌力训练中介绍）。在改善膝关节稳定性中，首先要解决的是关节灵活性受限带来的体态问题，即恢复髋关节活动度，使其在正常的解剖学动作下进行活动。常见的髋关节灵活性练习有髋关节周围肌筋膜放松与拉伸、髋关节松动练习及髋关节动态灵活性练习，前文已经介绍髋关节周围肌筋膜放松与拉伸练习，下面介绍常见的髋关节松动练习与髋关节动态灵活性练习。

● 髋关节松动练习一

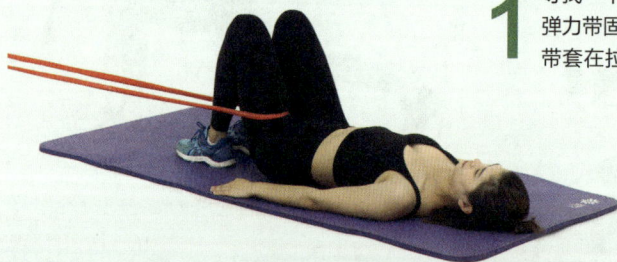

1 寻找一个固定的物体（杠铃架、单杠等），将超级弹力带固定在物体上。练习者仰卧于地面，将弹力带套在拉伸侧腿髋关节位置，并保持一定张力。

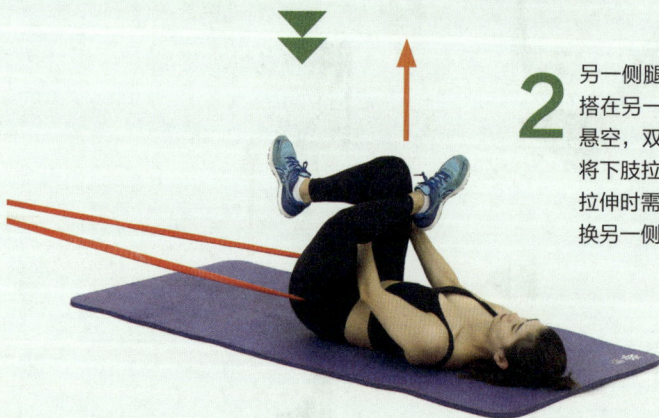

2 另一侧腿髋关节屈曲、膝关节屈曲，将拉伸侧腿搭在另一侧腿膝关节位置，呈4字拉伸式；下肢悬空，双手抱在另一侧大腿远端位置；双臂用力将下肢拉向身体，髋关节出现拉伸感后保持15秒。拉伸时需配合呼吸（腹式呼吸）。回到起始姿势，换另一侧执行同样的动作。

● 髋关节松动练习二

1 寻找一个固定的物体（杠铃架、单杠等），将超级弹力带固定在物体上。练习者仰卧于地面，将弹力带套在拉伸侧腿髋关节位置，并保持一定张力。另一侧腿髋关节屈曲、膝关节屈曲，脚掌支撑于地面。将拉伸侧腿搭在另一侧腿膝关节位置，呈 4 字拉伸式，双臂平放在身体两侧。

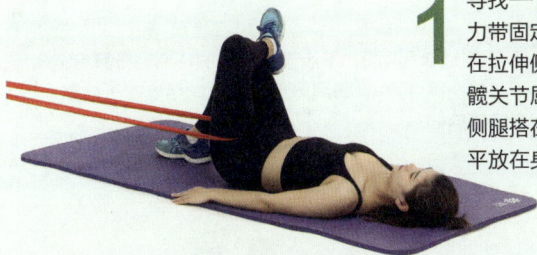

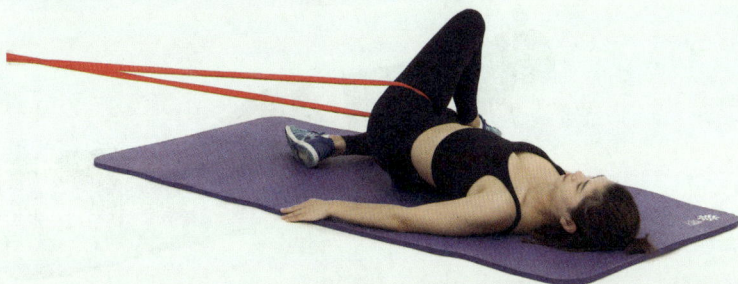

2 保持上述姿势，下背部与下肢整体向支撑侧腿转动，上背部仍紧贴地面，髋关节出现拉伸感后保持 15 秒。拉伸时需配合呼吸（腹式呼吸）。回到起始姿势，换另一侧执行同样的动作。

● 髋关节松动练习三

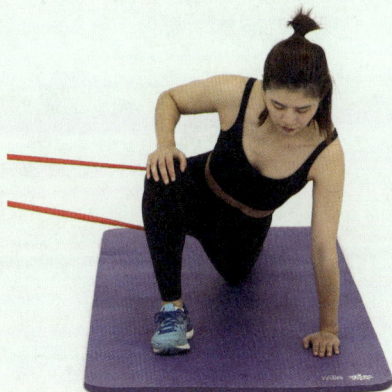

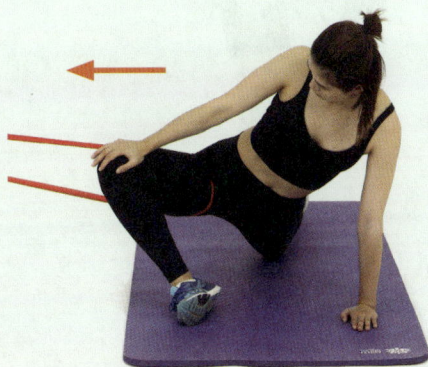

1 寻找一个固定的物体（杠铃架、单杠等），将超级弹力带固定在物体上。练习者呈弓箭步单手俯撑地面，将弹力带套在拉伸侧腿髋关节位置并保持一定张力，同侧手放于同侧膝关节位置。

2 拉伸侧手反复将拉伸侧腿缓慢向外推、向内拉。拉伸时需配合呼吸（腹式呼吸）。回到起始姿势，换另一侧执行同样的动作。

第 4 章

膝关节稳定性锻炼策略 ▼ 下肢柔韧性练习

● 髋关节动态灵活性练习一

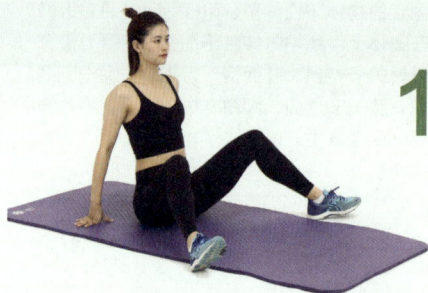

1 练习者坐立于地面，下肢髋关节屈曲，双腿分开 90°，膝关节屈曲 90°，脚跟触地，双臂向后支撑于地面，躯干微微后仰。

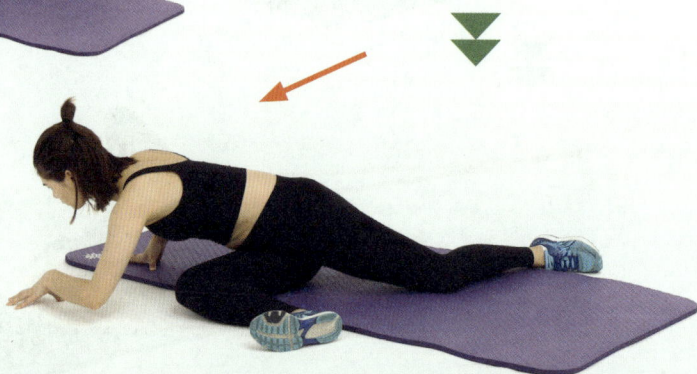

2 向一侧转动身体至该侧腿贴于垫面或地面，另一侧小腿支撑于垫面。回到起始姿势，换另一侧执行同样的动作。

● 髋关节动态灵活性练习二

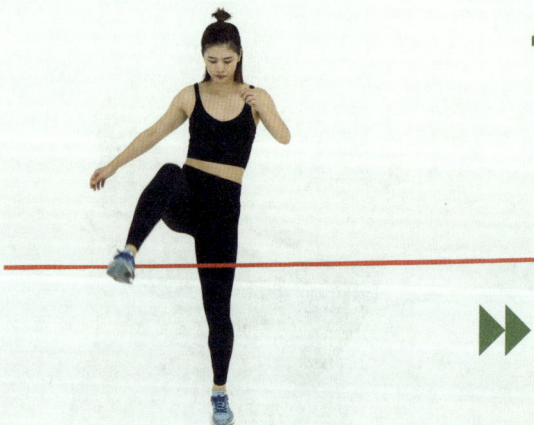

1 寻找一栏架，或将弹力带绑在两侧固定物体上，调整高度至练习者大腿中部。练习者站立于栏架前，一侧腿向前跨过栏架，另一侧腿紧接着向前跨过。

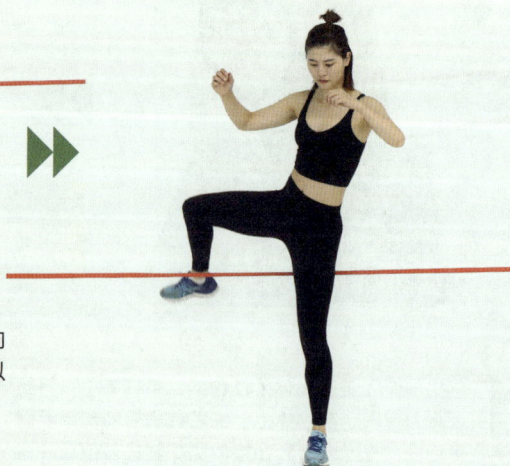

2 一侧腿再向后跨过栏架，另一侧腿紧接着向后跨过。在没有栏架或弹力带时，也可模拟跨栏架姿势进行髋关节动态灵活性练习。

● 髋关节动态灵活性练习三

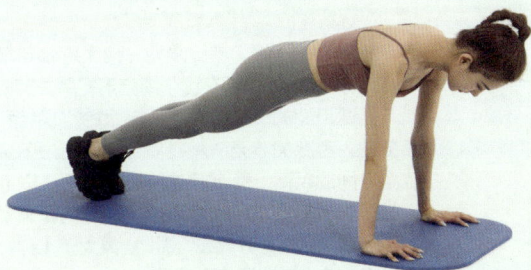

1 练习者俯撑于地面，双手撑地，双腿伸直，呈四点支撑姿势，背部挺直，腹部收紧。

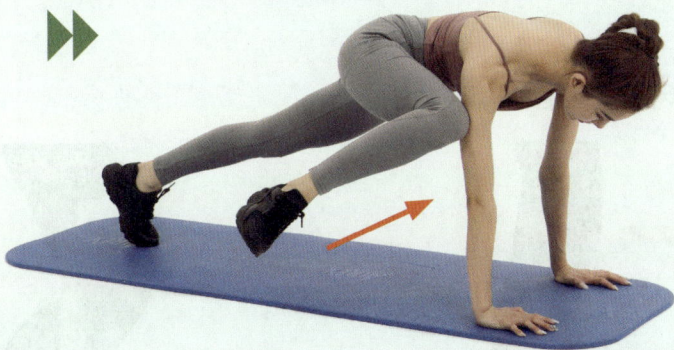

2 拉伸侧腿抬离地面，髋关节外旋，膝关节屈曲，使膝关节向同侧肩关节靠近。回到起始姿势，换另一侧执行同样的动作。

踝关节灵活性练习

　　日常活动及运动中，踝关节扮演着重要角色，踝关节灵活度的缺失以及踝关节不良体态，可能是下肢运动功能障碍以及下肢运动损伤的原因之一。根据相邻关节理论，踝关节主要功能需求是灵活性，因此，与髋关节一样，解决踝关节灵活性受限问题，使其在正常范围内活动，是强化膝关节稳定性锻炼的第一步。但踝关节若是过于灵活，可能增加扭伤的风险，此时需加强踝关节周围肌力训练，增强其稳定性（在肌力训练中介绍）。常见的踝关节灵活性练习有踝关节周围肌筋膜放松与拉伸、踝关节灵活性练习，前文已经介绍踝关节周围肌筋膜放松与拉伸，下面介绍常见的踝关节灵活性练习。

● 踝关节闭链背屈活动度测试方法一

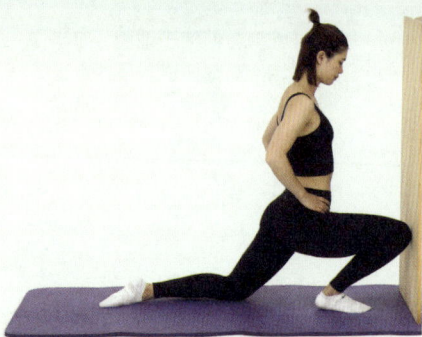

练习者寻找一面墙，单腿跪地，使大脚趾与墙的距离保持在 12 厘米，在这个姿势下将膝关节向前顶，尝试用膝关节接触墙面，脚始终保持和地面接触。若膝关节无法触碰墙面，可缩短前脚与墙面之间的距离，直至膝关节接触墙面，以此来测量踝关节闭链背屈的活动度。另一侧腿重复以上动作。12 厘米为分界线，测试结果大于 12 厘米，说明踝关节闭链背屈灵活性良好。

● 踝关节闭链背屈活动度测试方法二

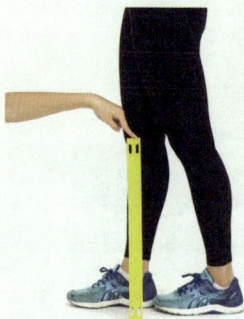

1 练习者寻找一根木棍或一面墙供测试时维持身体平衡。两只脚一前一后站立，一只脚脚尖顶在另一只脚脚跟位置，此时后侧脚为测试脚。屈曲膝关节，保持脚跟触地的同时，尽可能地将测试腿膝关节向前移动。

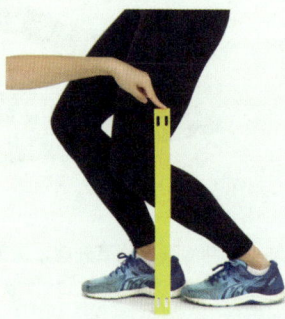

2 观察测试腿膝关节与前侧腿内踝的位置变化，以此为标准，判断踝关节灵活度。测试腿膝关节超过前侧腿内踝，并保持脚跟触地，说明踝关节拥有良好的活动度。

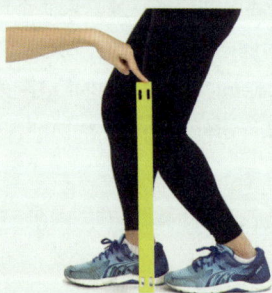

3 测试腿膝关节在前侧腿内踝宽度内，并保持脚跟触地，说明踝关节可能存在活动受限。

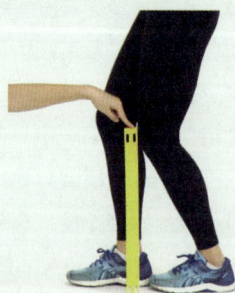

4 测试腿保持脚跟触地，但膝关节未到达前侧腿内踝位置，说明踝关节活动受限，应需解决。回到起始姿势，换另一侧执行同样的动作。

● 踝关节灵活性练习一

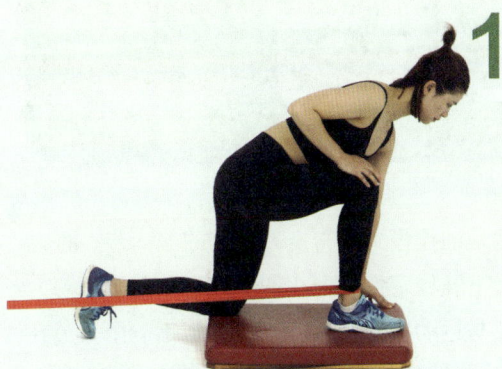

1 练习者寻找一固定物体，将弹力带绑在物体上。练习者呈单腿跪姿，将弹力带套在受限脚踝位置（前侧腿），使弹力带保持一定张力，并在脚下垫一高 5～10 厘米的物体。

2 保持身体平衡，前脚向前移动增加弹力带张力，再将前侧腿膝关节向前移动。弹力带应套在脚踝靠下位置，把距骨向后拉，保证练习者可以做到正常的足背屈幅度。回到起始姿势，换另一侧执行同样的动作。练习时可在前侧腿膝关节上放一个壶铃，增加膝关节向前移动的幅度。

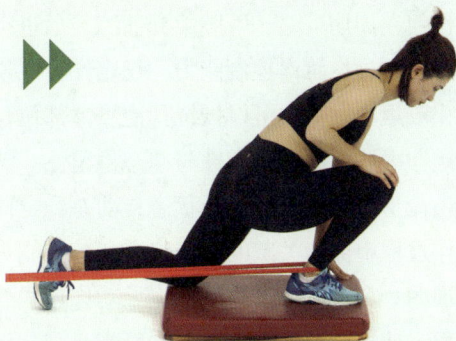

● 踝关节灵活性练习二

1 这个练习需要用到杠铃杆，是举重运动员在准备活动中常用的改善踝关节灵活性的方法。练习者深蹲，将杠铃杆放在大腿上，手握杠铃杆。

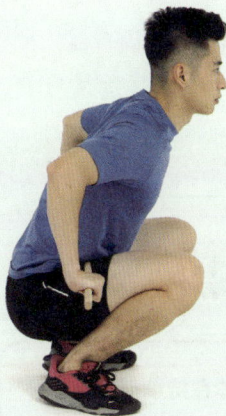

2 借助杠铃杆的重量将重心偏向一侧，并且下压踝关节。回到起始姿势，换另一侧执行同样的动作。此动作也可抱一杠铃片，练习侧肘顶在同侧膝关节位置，再偏移重心下压踝关节。

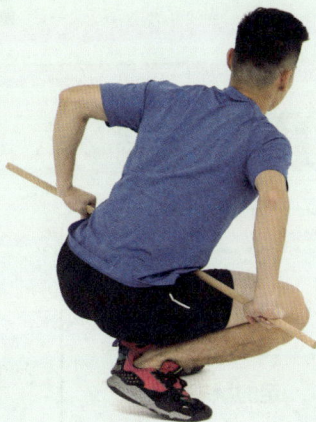

下肢稳定性练习

　　上一节介绍到下肢柔韧性或关节灵活性是动作模式获得良好控制的第一步，根据动作纠正周期策略，下肢柔韧性练习后进行下肢稳定性练习，即下肢运动控制练习，提升下肢神经肌肉控制能力。稳定性可以说与运动控制同义，稳定性是指一个关节在静止或运动过程中可以抵抗其他身体部位移动，控制动作或维持正常关节位置的能力。稳定性可分为静态稳定性与动态稳定性。静态稳定性是指人体关节在固定或变化的外力负荷下保持静态稳定的状态；动态稳定性是指人体在持续或变化的外力负荷下，在动作过程中保持关节的良好位置和控制能力的状态。稳定性是所有动作产生最佳运动表现的一个重要因素，无论主导动作模式的是力量还是速度，都需要运动部位有良好的稳定性。例如田径项目中的百米赛跑，正确的姿势控制与良好的下肢交替运动生物力学机制都需要稳定性参与。根据相邻关节理论，了解下肢动力链与稳定性有助于预防运动损伤和保持身体平衡。下肢动力链中髋、踝关节运动控制能力不足直接影响膝关节的稳定性，所以在进行膝关节稳定性练习时要将练习部位延伸至整个下肢，针对髋、踝关节进行运动控制练习。

　　下面介绍的练习内容可以提高髋、踝关节稳定控制能力和神经肌肉控制效率，有效降低下肢关节损伤风险。

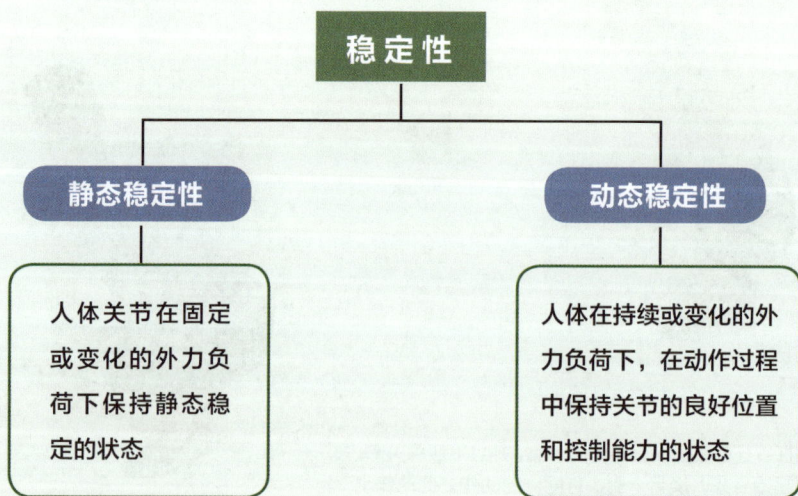

```
                    稳 定 性
                       |
          ┌────────────┴────────────┐
     静态稳定性                    动态稳定性
          |                           |
  人体关节在固定              人体在持续或变化的外
  或变化的外力负              力负荷下，在动作过程
  荷下保持静态稳              中保持关节的良好位置
  定的状态                    和控制能力的状态
```

下肢静态稳定性练习

● 单膝跪地壶铃头部绕环

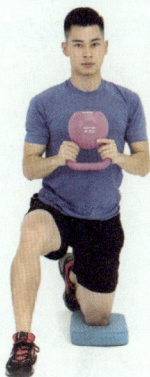

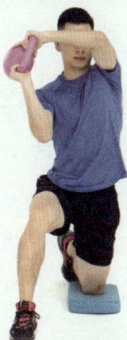

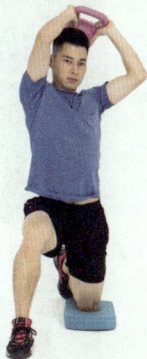

1 练习者单膝跪地，前侧腿髋、膝关节屈曲 90°，膝关节指向与第二、三脚趾方向一致；后侧腿膝关节屈曲，大腿垂直支撑于地面；腰背挺直，双手抓握壶铃置于胸前。

2 保持下肢关节稳定，腰背部与腹部收紧，将壶铃绕头部顺时针或逆时针旋转。回到起始姿势，换另一侧执行同样的动作。

● 大跨步壶铃胯下传递

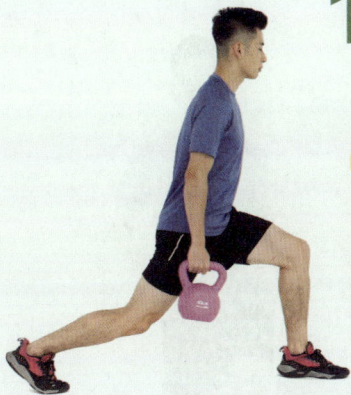

1 练习者站立于地面，一侧手握住一只壶铃，一侧腿向前迈一大步，髋、膝关节屈曲，小腿垂直于地面，膝关节指向与第二、三脚趾方向一致；另一侧腿脚趾支撑于地面，膝关节微屈悬空；腰背平直。

TIPS

该动作可以在前侧支撑腿脚下垫一个平衡软榻，增加前侧支撑不稳定性。

2 保持身体平衡稳定，腹部收紧，腰背平直，将壶铃从胯下左右交替传递。回到起始姿势，换另一侧执行同样的动作。

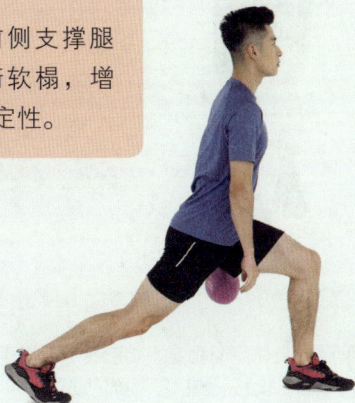

● 单腿（闭眼）站立

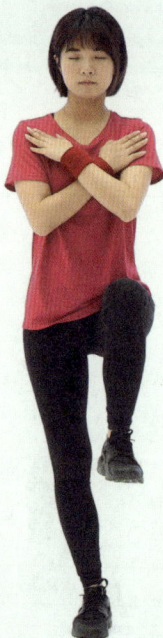

练习者站立于地面，双腿与肩同宽。一侧腿支撑于地面，脚尖朝前，膝关节指向与第二、三脚趾方向一致；另一侧腿髋、膝关节屈曲至大腿与地面平行；腰背挺直，双手上举或抱在胸前。保持身体平衡稳定，呼吸自然，直至完成指定时间。换另一侧执行同样的动作。

TIPS

a.睁眼单腿站立完成得很好时，可闭眼进行练习。
b.该动作可以在支撑脚下垫一个平衡软榻或BOSU球，增加支撑不稳定性。

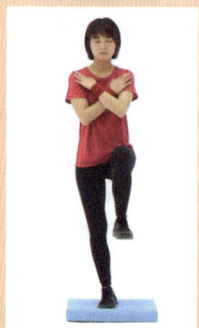

● 单腿站立壶铃左右传递

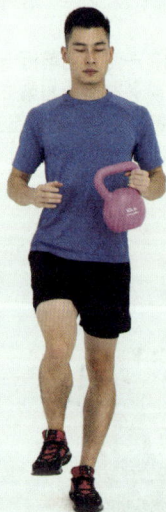

1 练习者站立于地面，双腿与肩同宽；腰背平直，一只手抓住一个壶铃。一侧腿伸直支撑于地面，脚尖朝前，膝关节指向与第二、三脚趾方向一致；另一侧腿屈膝，脚上抬至对侧踝关节上方的高度。

TIPS

该动作可以在支撑腿脚下垫一个平衡软榻，增加支撑不稳定性。

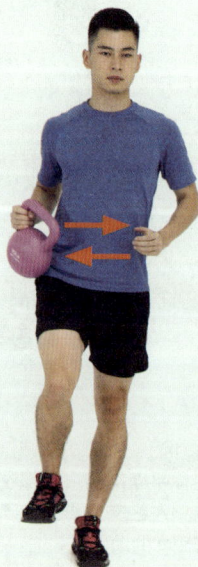

2 保持身体平衡稳定，将壶铃在身体两侧交替传递。回到起始姿势，换另一侧执行同样的动作。

● 单腿站立斜上拉

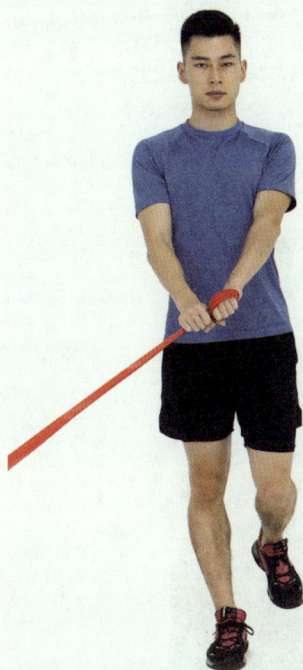

1 练习者站立于地面，一侧腿支撑于地面，脚尖朝前，膝关节指向与第二、三脚趾方向一致；另一侧腿膝关节屈曲，小腿上抬；双手在腰间抓住弹力带一端，弹力带另一端固定在支撑腿侧下方。

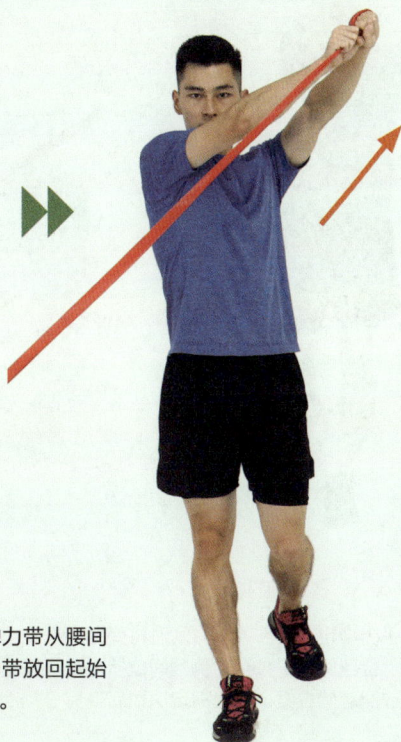

2 保持身体平衡稳定，腹部收紧，同时将弹力带从腰间斜向上拉至对侧过头位置；再缓慢将弹力带放回起始位置。完成指定次数后换另一侧进行练习。

TIPS

a.练习时保持身体平衡稳定，保持自然呼吸，身体在中立位，不要被弹力带阻力拉至变形。

b.该动作可以在支撑腿脚下垫一个平衡软榻，增加支撑不稳定性。

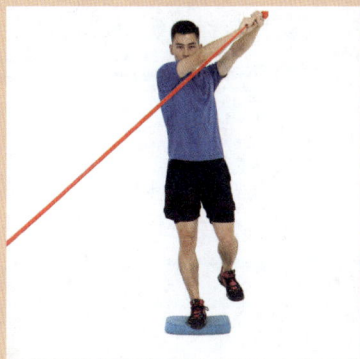

● 单腿站立斜下劈

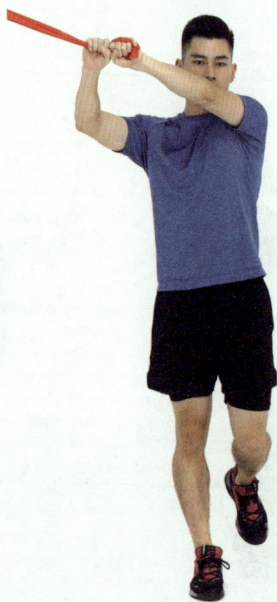

1 练习者站立于地面，弹力带一端固定在支撑腿侧高处，双脚与肩同宽，挺胸抬头。一侧腿支撑于地面，脚尖朝前，膝关节指向与第二、三脚趾方向一致；另一侧腿膝关节屈曲，小腿上抬；双手抓住弹力带一端。

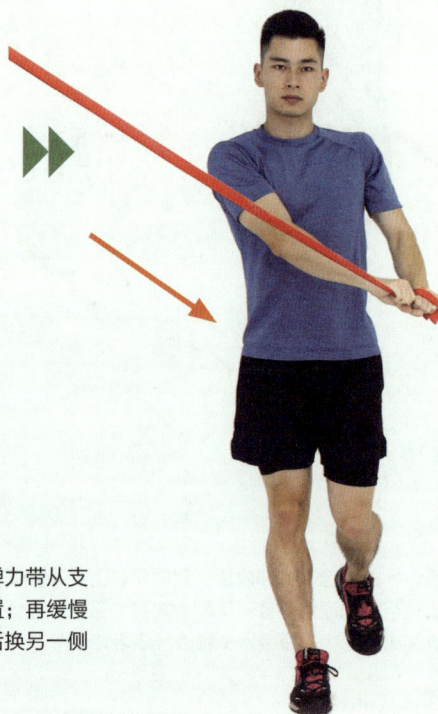

2 保持身体平衡稳定，腹部收紧，同时将弹力带从支撑腿侧头上位置斜向下拉至对侧腰间位置；再缓慢将弹力带放回起始位置。完成指定次数后换另一侧进行练习。

TIPS

a.练习时保持身体平衡稳定，保持自然呼吸，身体在中立位，不要被弹力带阻力拉至变形。

b.该动作可以在支撑腿脚下垫一个平衡软榻，增加支撑不稳定性。

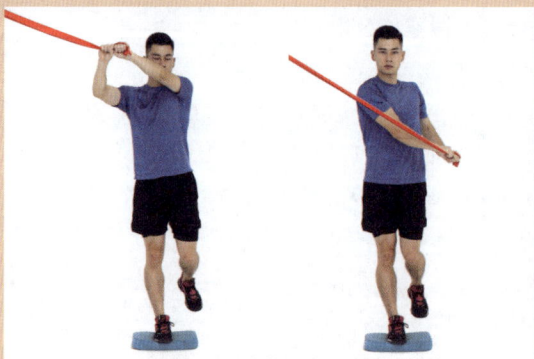

● 燕式平衡

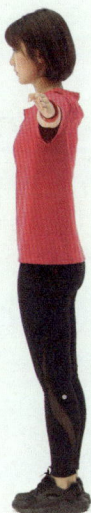

1 练习者站立于地面，双脚并拢，背部挺直，腹部收紧，脚尖朝前，双臂侧平举，双手掌心朝前。

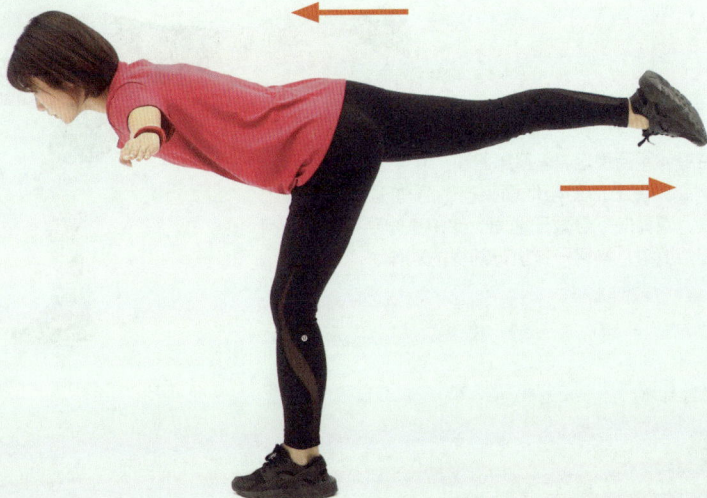

2 保持身体平衡稳定，躯干缓慢向下倾斜至与地面平行，一侧腿伸直上抬至与地面平行。身体呈T形，腹部收紧，双臂张开。保持燕式平衡姿势，直至完成指定时间。回到起始姿势，换另一侧执行同样的动作。

TIPS

a.该动作可以在支撑腿脚下垫一个平衡软榻或BOSU球，增加支撑不稳定性。

b.练习时保持身体平衡稳定，呼吸均匀自然，躯干和后侧腿与地面平行，后侧腿切忌下垂。

● 燕式平衡壶铃摇摆

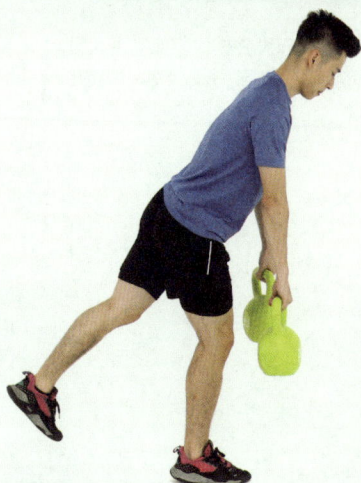

1 练习者单腿站立于地面，支撑腿髋关节屈曲，膝关节微屈，脚尖朝前，膝关节指向与第二、三脚趾方向一致，双手各抓握一个壶铃。

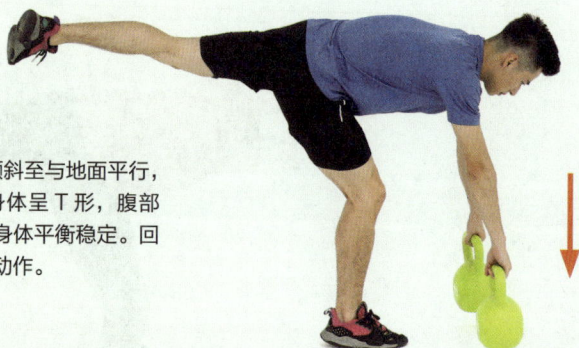

2 保持身体平衡稳定，躯干缓慢向下倾斜至与地面平行，一侧腿伸直上抬至与地面平行。身体呈 T 形，腹部收紧，双臂向下悬垂于地面。保持身体平衡稳定。回到起始姿势，换另一侧执行同样的动作。

TIPS

a.该动作可以在支撑腿脚下垫一个平衡软榻，增加支撑不稳定性。

b.练习时保持身体平衡稳定，呼吸均匀自然，躯干和后侧腿与地面平行，后侧腿切忌下垂。

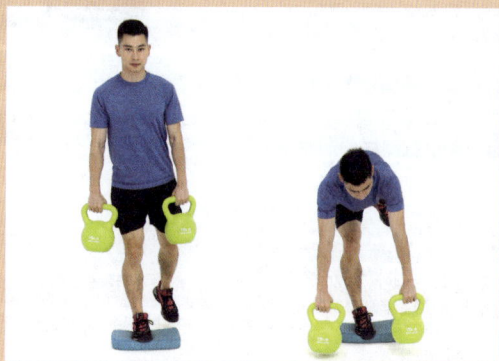

下肢动态稳定性练习

● BOSU 球下蹲

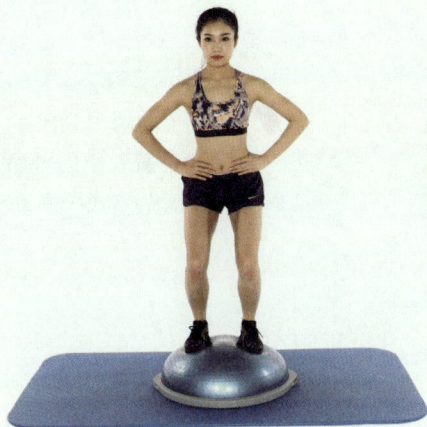

练习者站立在 BOSU 球上，双手扶髋，双脚与肩同宽，膝关节指向与第二、三脚趾方向一致。保持身体平衡，腹部与腰背部收紧，躯干平直，下肢髋、膝关节屈曲，重心下降。

● 单腿俯身多点触摸

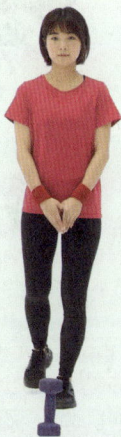

1 在练习者面前 1 米位置不同方向放置标志物。练习者单腿站立于地面，支撑腿膝关节微屈，脚尖朝前，膝关节指向与第二、三脚趾方向一致，双手于腹前相触。

TIPS

该动作可以在支撑腿脚下垫一个平衡软榻，增加支撑不稳定性。

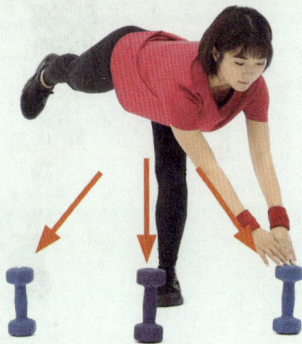

2 保持身体平衡稳定，躯干缓慢向下倾斜至与地面平行，另一侧腿伸直上抬近似与地面平行，双臂伸直，双手伸够触碰标志物。触碰一次标志物后回到起始姿势，再触碰其他标志物，依次进行练习。回到起始姿势，换另一侧执行同样的动作。

77

● 单腿提膝站立 + 燕式平衡

1 练习者站立于地面，双脚并拢，膝关节指向与第二、三脚趾方向一致，双臂放于身体两侧。

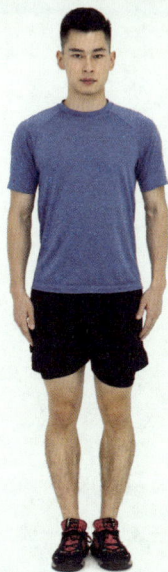

TIPS

a.该动作可以在支撑腿脚下垫一个平衡软榻以增加支撑不稳定性。
b.做燕式平衡动作时，后侧腿切忌下垂。

2 一侧腿膝关节微屈支撑于地面，脚尖朝前，膝关节指向与第二、三脚趾方向一致；另一侧腿髋、膝关节屈曲上抬至大腿约与地面平行；腰背挺直。

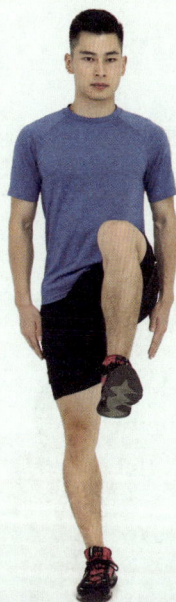

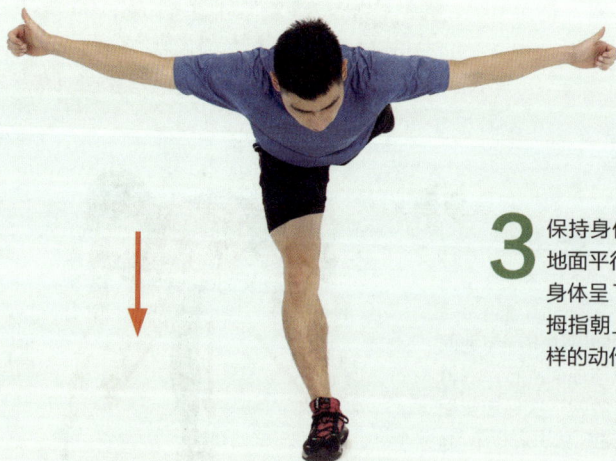

3 保持身体平衡稳定，躯干缓慢向下倾斜至与地面平行，另一侧腿伸直上抬至与地面平行。身体呈 T 形，腹部收紧，双臂张开，双手微握，拇指朝上。回到起始姿势，换另一侧执行同样的动作。

● 单腿单臂硬拉

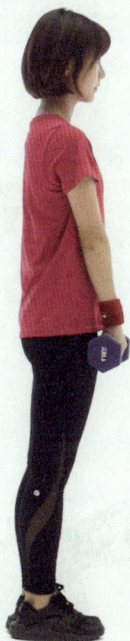

1 练习者站立于地面，双脚与肩同宽，膝关节指向与第二、三脚趾方向一致，一只手抓住一个壶铃或哑铃。

TIPS

该动作可以在支撑腿脚下垫一个平衡软榻，增加支撑不稳定性。练习时后侧腿切忌下垂。

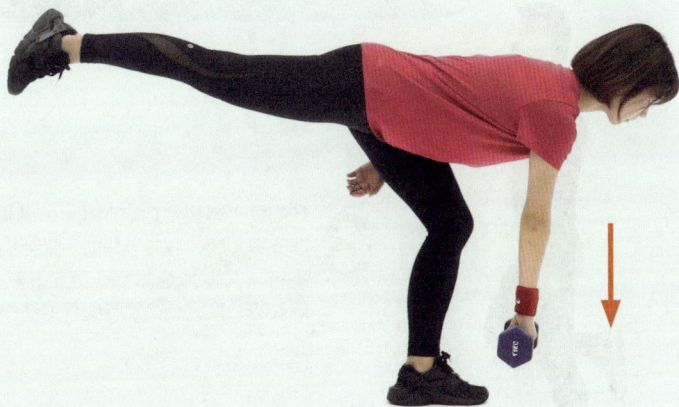

2 以负重手对侧的腿为支撑腿，其髋关节屈曲，膝关节微屈，保持身体平衡，躯干缓慢向下倾斜至与地面平行，另一侧腿伸直上抬至约与地面平行。身体呈T形，腹部及背部收紧，负重手向下悬垂于地面，保持5秒。回到起始姿势，换另一侧执行同样的动作。

● 上台阶 + 单腿提踵

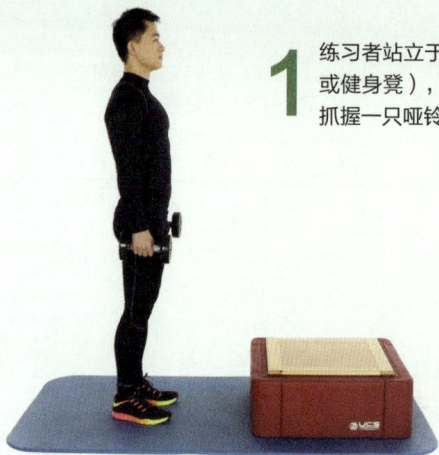

1 练习者站立于地面，面前放置一个高 30 ~ 45 厘米的平面物体（跳箱或健身凳），双脚与肩同宽，脚尖朝前，双臂放于身体两侧，双手各抓握一只哑铃。

2 保持身体直立，一侧腿髋、膝关节屈曲上抬踩住物体后发力向上蹬。

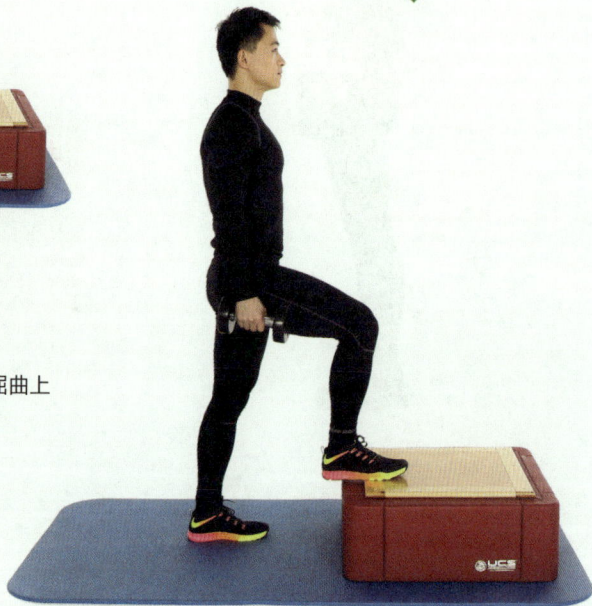

3 在物体上单腿站立，支撑腿小腿发力提踵，非支撑腿髋、膝关节屈曲后抬至小腿与地面平行，并保持身体平衡稳定 5 秒。回到起始姿势，换另一侧执行同样的动作。

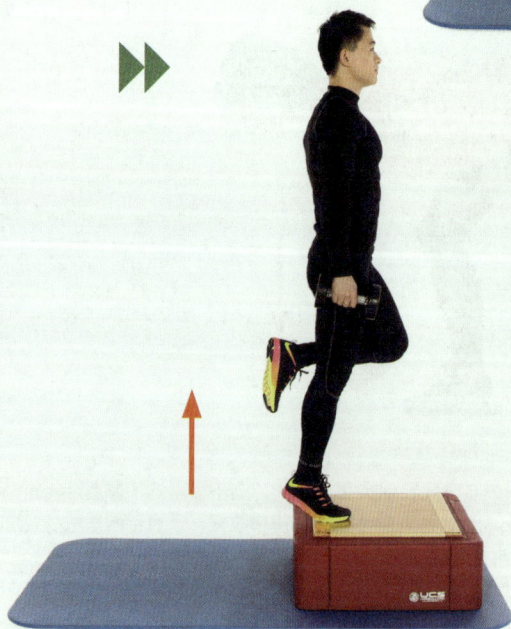

TIPS

该动作可以单侧负重或双侧负重进行练习。

动作模式纠正练习

　　动作模式是建立在人体的 3 个运动轴和运动平面的基础之上，按照一定的时间、空间和顺序所做出的一系列协调组合的动作，是所有技能及练习的基础，决定了动作质量和动作表现。格雷·库克（Gray Cook）和迈克·鲍伊尔（Michael Boyle）认为人类动作技能表现基于他们自身所具有的原始动作模式，包括硬拉、下蹲、落地缓冲、弓箭步等（如图 4.1 所示）。这些原始动作模式就是人体的基本动作模式，它们是人们从出生到老年，在日常生活中都需要使用的动作技能和生活技能的基础，也是功能动作评估和功能动作练习的理论根基。复杂动作都是由基本动作模式组合而成的，掌握正确的基本动作模式，可以在日常生活及运动中降低慢性运动损伤的风险，增加动作有效性、经济性和稳定性。

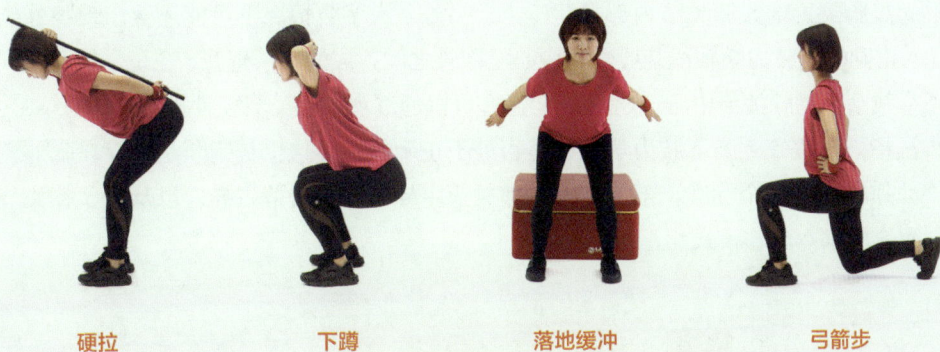

硬拉　　　　　　下蹲　　　　　　落地缓冲　　　　　　弓箭步

图 4.1 下肢基本动作模式

　　大脑对动作模式进行认知，通过肌肉间的协调配合完成动作，所以神经肌肉功能是动作模式的主要表征。因此动作模式纠正练习主要强调神经肌肉控制能力，利用外部条件的干预，促使动作模式内部结构不断优化。动作模式纠正练习是通过动态动作整合练习对可观察到的肢体神经肌肉控制障碍进行干预，对人体基本动作模式进行纠正，通过多关节、多肌肉协同配合，重建良好的神经肌肉控制，使各关节在正确的轨迹中运动。

硬拉、下蹲、弓箭步、落地缓冲等下肢参与的基本动作模式是常见的，和日常生活息息相关的。当这些基本动作模式出现解剖学功能异常时，久而久之会引起下肢关节出现炎症反应，最终导致损伤出现，对膝关节稳定性十分不利。在第2章中介绍到相邻关节理论以及导致膝关节不稳的相关因素，指出在进行动作时，下肢肌肉失衡、关节排列错乱、下肢力学轴线偏移等会导致相邻关节出现代偿以及下肢神经肌肉控制改变，这样可能导致下肢关节损伤风险增加。例如髌股关节疼痛综合征患者，其髋外展、外旋的力量明显减弱，继而引起股骨内收、内旋增加，出现膝外翻（膝内扣）现象，因下肢力学轴线偏移，髌骨对齐排列改变，髌骨侧偏，增加关节外侧的应力。另外，对于膝关节前交叉韧带（ACL），运动中无意识的动作出现膝外翻角度过大也是造成其损伤的原因之一，因为膝外翻角度过大，ACL承受的负荷压力增加。研究表明，上述下肢关节解剖学功能异常的情况可以改变下肢神经肌肉控制及落地发力机制等，进而出现下肢动作模式错误，导致膝关节稳定性降低。因此，我们要采取措施对其进行纠正练习，使其恢复正常动作模式。先评估，后纠正，只有明确下肢关节在运动中是否出现异常，才能做出准确判断，在第3章介绍的动作评估中，可以明确观察在基本动态动作中下肢动作轨迹是否正常，身体控制能力是否良好。下肢运动多以闭链运动为主，当髋、膝、踝关节神经肌肉控制能力不足时，往往造成髋关节屈曲障碍、下肢力学轴线偏移等。例如在深蹲时，由于髋关节屈曲与踝关节背屈受限，下蹲时膝关节明显超过脚尖，增大膝关节内部负荷压力，另外，大多数情况下可能还会出现膝外翻现象。正确的下肢力学轴线是股骨头中心至距骨之间连成的一条直线，在正常情况下，这条直线会穿过膝关节中心。我们在练习时，可以通过观察膝关节髌骨指向是否与第二、三脚趾指向一致来判断下肢力学轴线是否处于正确位置，这也是判断是否存在膝外翻错误动作模式的一个标准。下面介绍以髋关节主导、以膝关节主导，以及髋、膝关节协同配合的基本动作模式纠正练习。

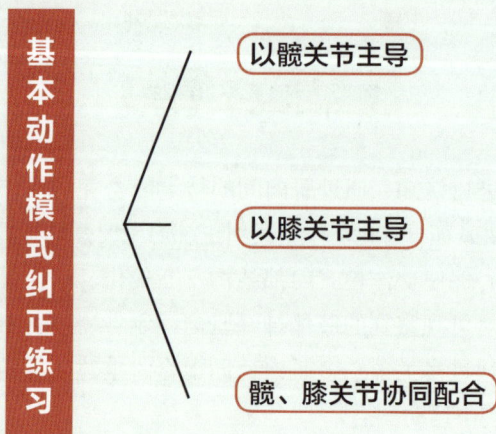

基本动作模式纠正练习

以髋关节主导

以膝关节主导

髋、膝关节协同配合

硬拉动作模式练习

　　硬拉动作模式是一个典型的髋关节铰链动作，髋关节铰链是以髋关节为枢纽完成髋部屈曲和伸展的动作，在下肢参与的动作中，髋关节屈伸动作占很大比例。练习时保持脊柱挺直，膝关节微微弯曲。掌握正确的髋关节铰链运动不但有助于改善下蹲动作，而且可以增强核心稳定性，减少下背痛的产生，同时也为增强膝关节稳定性创造条件。可以通过以下简单练习动作进行髋关节铰链动作练习。

● 仰卧挺髋练习

1 练习者仰卧于地面，下肢髋、膝关节屈曲，双脚与肩同宽，脚尖上翘，脚跟支撑于地面，腰背部贴于地面，双臂放于身体两侧。

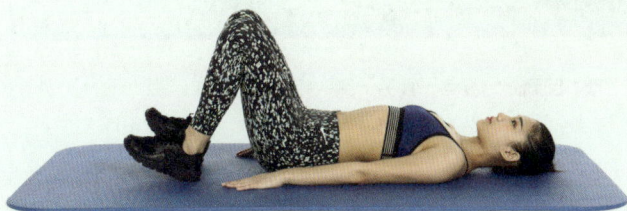

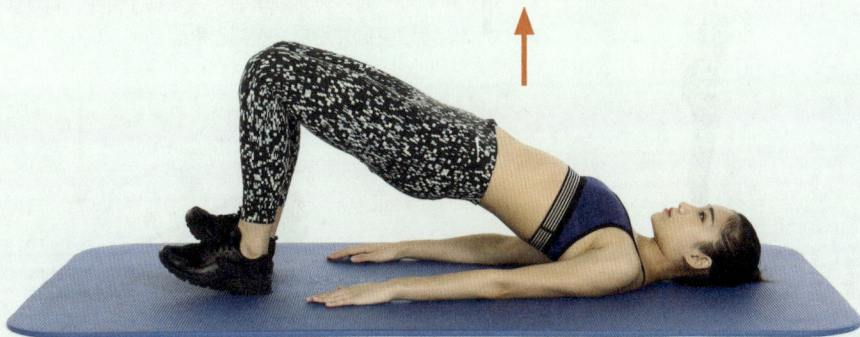

2 臀肌收缩，将髋部向上顶。

膝关节稳定性锻炼策略 ▼ 动作模式纠正练习

● 仰卧单腿挺髋练习

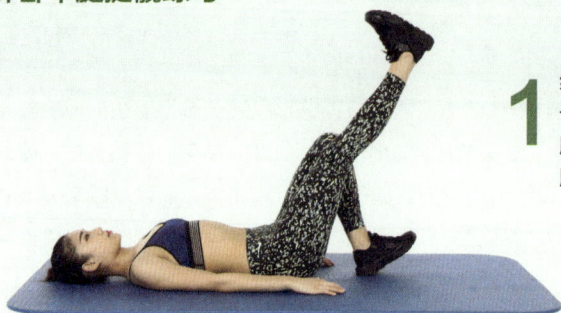

1 练习者仰卧于地面，双脚与肩同宽，一侧腿髋、膝关节屈曲，脚尖上翘，脚跟支撑于地面，另一侧腿伸直悬空。腰背部贴于地面，双臂放于身体两侧。

目的

激活并感知单侧臀肌发力，提高核心稳定控制能力，强化髋关节主导运动。

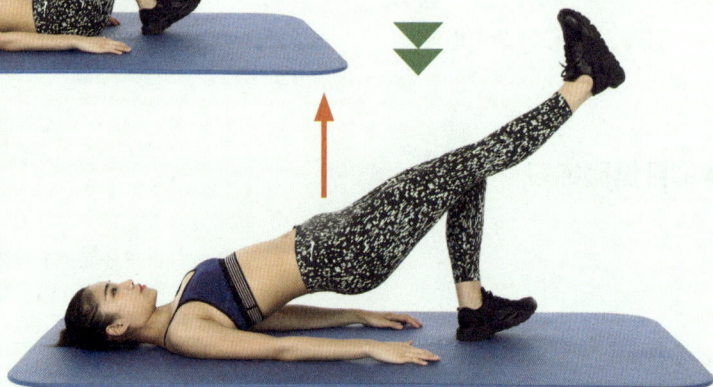

2 臀肌收缩，将髋部向上顶。回到起始姿势，换另一侧执行同样的动作。

● 背长杆髋关节铰链练习

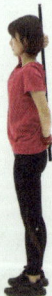

1 练习者站立于地面，双脚与肩同宽，膝关节指向与第二、三脚趾方向一致，双手一上一下抓住长杆，将其放于身后脊柱位置并固定，腹部收紧。

目的

通过长杆固定躯干保持稳定，辅助进行髋关节屈伸练习，感知以髋关节为轴心的屈伸动作。

2 保持长杆紧贴背部，腰背平直，膝关节微屈，小腿垂直于地面，髋关节主动屈曲，躯干俯身向下，臀部水平向后移动。

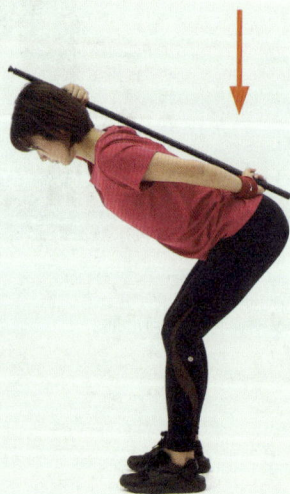

● 站姿臀部触墙练习

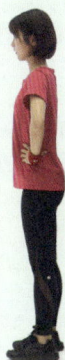

1 练习者站立，背对墙面（与墙面距离 30 厘米左右）。双脚与肩同宽，膝关节指向与第二、三脚趾方向一致，双手扶髋，腹部收紧，腰背平直。

目的

该动作是背长杆髋关节铰链练习的进阶动作。在没有长杆辅助下保持躯干平直稳定，进行髋关节屈伸练习，感知以髋关节为轴心的屈伸动作。

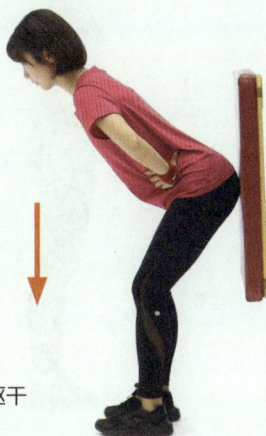

2 保持腰背平直，膝关节微屈，小腿垂直于地面，髋关节主动屈曲，躯干俯身向下，臀部水平向后移动触碰墙面。

● 硬拉动作模式练习

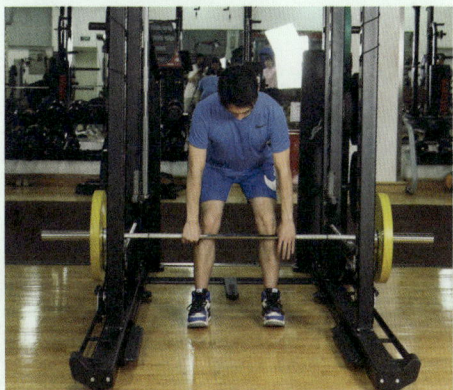

1 练习者站立于地面，双脚与肩同宽，膝关节指向与第二、三脚趾方向一致，保持腰背平直，膝关节屈曲，膝关节在前脚掌上方，髋关节屈曲，躯干俯身向下，臀部向后移动，杠铃杆贴于小腿。双手抓握杠铃杆的间距比肩略宽，腹部收紧。

目的

学习硬拉基本动作模式，通过日常生活中的常见动作感知以髋关节为轴心的屈伸运动。

2 保持腰背平直，肩胛骨收紧，伸展髋关节，双手抓握杠铃杆并自然上提。

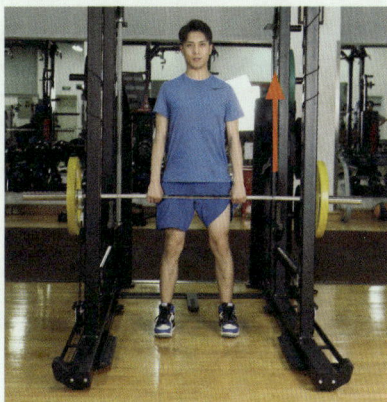

● 单腿硬拉动作模式练习

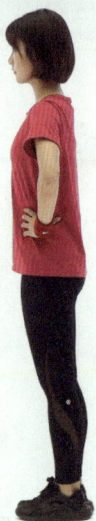

1 练习者站立于地面，双脚并拢，膝关节指向与第二、三脚趾方向一致，双手扶髋，腹部收紧，腰背平直。

目的

通过日常生活中的常见动作感知支撑腿以髋关节为轴心的屈伸运动，提高核心稳定控制能力。

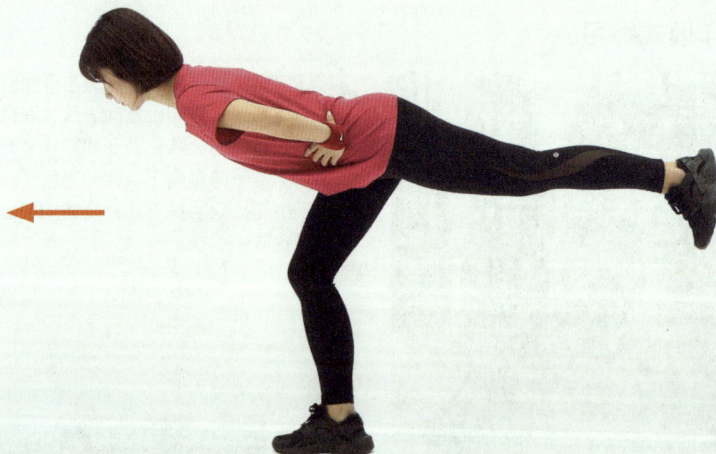

2 保持腰背平直，膝关节微屈，支撑腿膝关节在前脚掌上方，支撑腿髋关节主动屈曲，躯干俯身向下，另一侧腿后伸上抬至与躯干平行，双手保持扶髋。回到起始姿势，换另一侧执行同样的动作。

下蹲动作模式练习

下蹲动作模式是日常生活和运动中最常见的基本动作模式之一，涉及髋、膝、踝三个关节的协调配合，比如生活中搬运东西、系鞋带以及运动中身体重心上下移动的动作等。下蹲动作模式是一面"镜子"，过程中可以观察到我们的动作是否对称、协调，关节是否灵活，以及下蹲时下肢移动轨迹是否正确。相信有一部分人在不牺牲动作形态或不出现动作代偿的情况下很难完全下蹲到最低位置。因下蹲动作由下肢实现，一侧和（或）两侧的髋、踝关节屈曲活动受限及神经肌肉控制失衡都会引起下蹲时的身体形态变化，比如常见的膝外翻现象、躯干过于直立以及身体重心偏移等不良体态。故在动作模式纠正时，应先放松、拉伸紧张的肌筋膜组织，松动受限的髋、踝关节，再在动作过程中针对下肢运动轨迹进行干预，给予错误动作的"错误"反馈，促进自我纠正，改善神经肌肉控制。

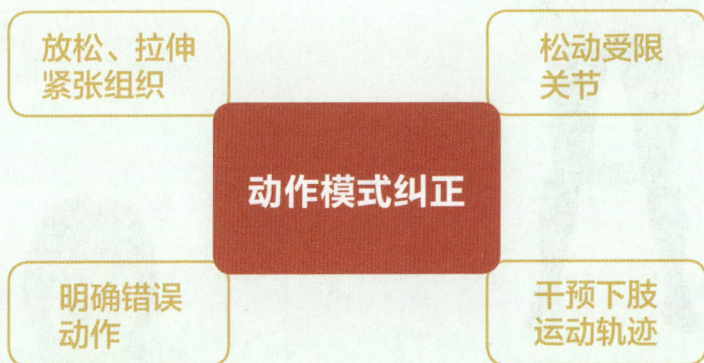

放松、拉伸
紧张组织

松动受限
关节

动作模式纠正

明确错误
动作

干预下肢
运动轨迹

TIPS

反应性神经肌肉训练（Reactive Neuromuscular Training，RNT）是动作模式纠正练习的常用方法，其借由外加的阻力迫使大脑与神经肌肉系统以更快、更有效的方式认知新的动作模式。即当我们的动作错误时，RNT练习方法不是告诉我们的身体不要这么做，而是借助外界负荷来"帮助"身体进行错误动作，给予错误动作"错误"反馈，再由我们的大脑与神经肌肉系统自我纠正，重建认知，重新获得正确的动作模式。

● 下蹲膝外翻纠正练习

目的

通过 RNT 练习对下蹲时膝外翻动作进行反馈干预，练习者可以在下蹲中保持下肢力学轴线正确，并激活和强化较弱的髋外展肌群力量。

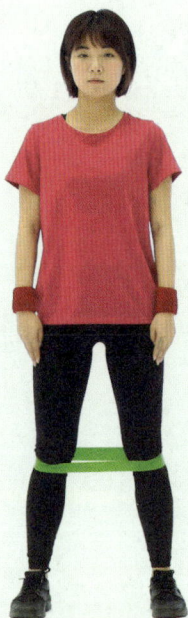

1 练习者站立于地面，双脚与肩同宽，膝关节指向与第二、三脚趾方向一致，在膝关节处套一根弹力圈。

TIPS

可以对照镜子进行练习，以便更好地观察下蹲时下肢力学轴线是否偏移。

2 髋、膝关节屈曲，重心下降，双膝向外撑对抗弹力圈张力，腰背平直，腹部与肩胛肌肉收紧，目视前方，双臂上抬伸直。下蹲至大腿与地面平行。

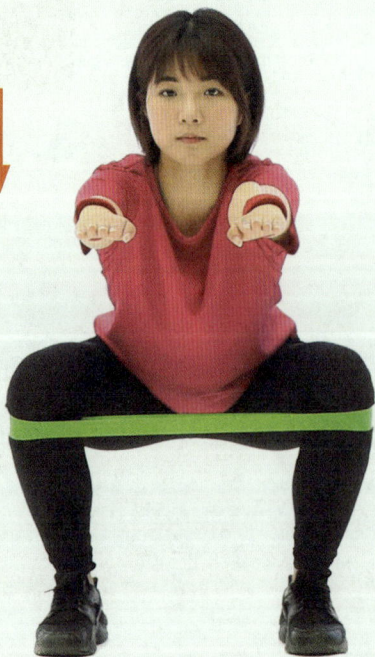

● 箱式深蹲

目的

纠正下蹲动作过程中膝关节无意识前移，激活并感知臀肌发力。

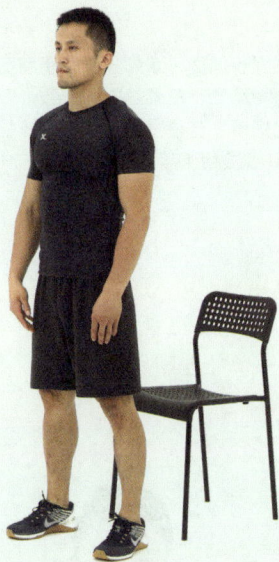

1 练习者身后放置一个高度低于膝关节的椅子，距离脚跟 10 ~ 12 厘米。练习者站立于地面，双脚与肩同宽，膝关节指向与第二、三脚趾方向一致。

TIPS

可以在膝关节处套一根弹力圈，结合RNT练习。

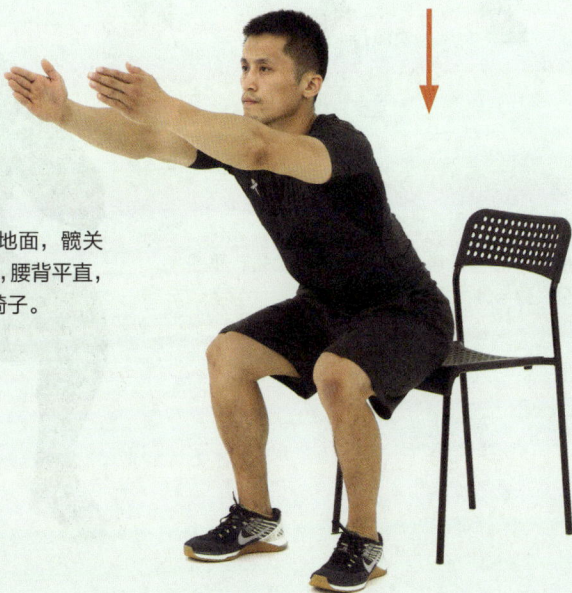

2 膝关节微屈，小腿垂直于地面，髋关节主动屈曲，重心缓慢下降，腰背平直，腹部收紧，臀部后坐寻找椅子。

第 4 章

膝关节稳定性锻炼策略 ▼ 动作模式纠正练习

● 高脚杯深蹲

目的

纠正下蹲过程中躯干无意识前倾和脊柱弯曲。

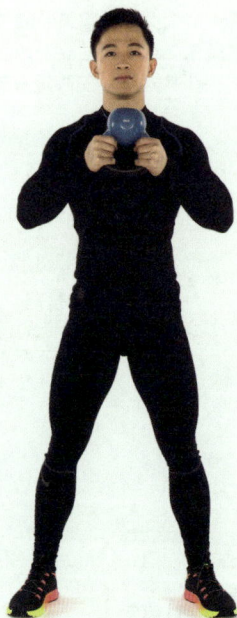

1 练习者站立于地面，双脚分开大于肩宽，膝关节指向与第二、三脚趾方向一致，双手握住壶铃的把手（若是哑铃则用手掌托住），双手尽可能地靠近胸部。

TIPS

可以在膝关节处套一根弹力圈，结合RNT练习。

2 抬头挺胸，腰背及腹部收紧，髋、膝关节屈曲下蹲至大腿与地面平行或更低位置。

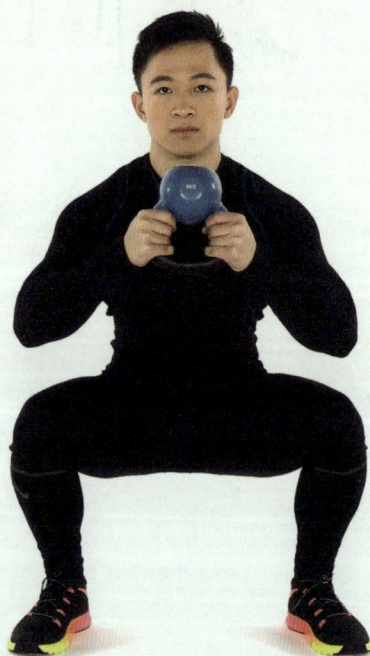

● TRX 辅助单腿下蹲

目的

学习正确的单腿发力动作模式，增加下肢关节稳定性，提高单侧下肢神经肌肉控制能力。

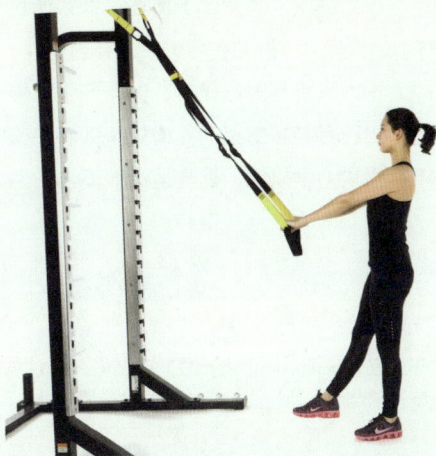

1 练习者手握 TRX 悬吊带，单腿站立于地面，膝关节与第二、三脚趾方向一致，另一侧腿悬空向前或向后。

2 保持身体平衡稳定，主动屈曲支撑腿侧髋关节和膝关节，降低重心至大腿平行于地面，支撑腿膝关节在前脚掌上方或略微超过脚尖。回到起始姿势，换另一侧执行同样的动作。

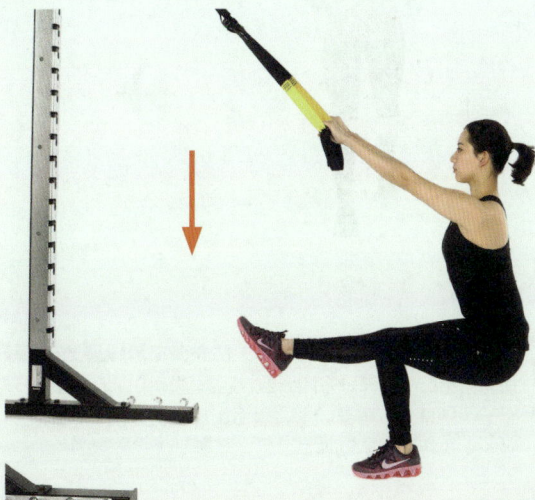

TIPS

a.练习时可以对照镜子，观察支撑腿下蹲时是否出现膝外翻现象。
b.寻找一名同伴，在支撑腿膝关节位置套一根弹力带，同伴在支撑腿内侧方向水平拉弹力带进行RNT练习。
c.当膝关节出现疼痛时，不要进行单腿下蹲练习。

弓箭步动作模式练习

弓箭步动作模式反映了我们在跨步或双脚一前一后姿势下降低重心以及控制重心的能力，是减速和变向的常用动作。相比下蹲动作，弓箭步前后腿发力的动作更符合人体运动模式。在运动中，我们常做出弓箭步动作，例如减速变向时，在不对称的姿势下降低重心并在移动中控制重心时，稳定支撑平面发生改变时；在日常生活中，走路、跑步、上楼梯、推东西与捡东西等动作都是弓箭步。如果无法进行正确的弓箭步动作模式（例如在弓箭步动作过程中，前侧支撑腿出现膝外翻现象），我们就会使用不良的生物力学机制进行代偿，这是产生非接触性损伤的原因之一，会影响我们的生活质量。因此，纠正弓箭步错误动作模式（即膝关节在额状面的异常排列），可以降低损伤风险，改变不良生物力学机制，提高运动效率与生活质量。

● 弓箭步膝外翻纠正练习

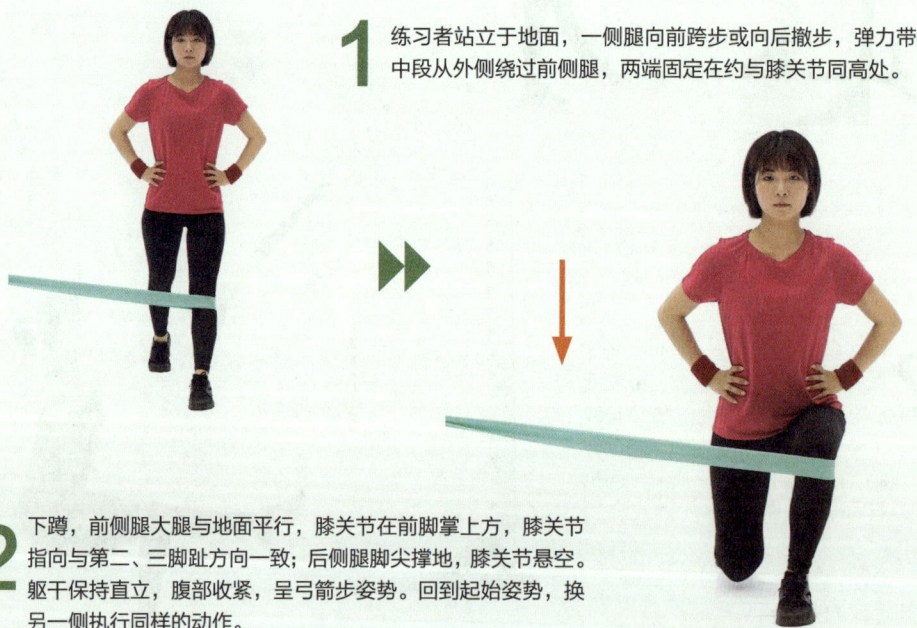

1 练习者站立于地面，一侧腿向前跨步或向后撤步，弹力带中段从外侧绕过前侧腿，两端固定在约与膝关节同高处。

2 下蹲，前侧腿大腿与地面平行，膝关节在前脚掌上方，膝关节指向与第二、三脚趾方向一致；后侧腿脚尖撑地，膝关节悬空。躯干保持直立，腹部收紧，呈弓箭步姿势。回到起始姿势，换另一侧执行同样的动作。

目的

通过 RNT 练习对下蹲膝外翻动作进行反馈干预，练习者可以在下蹲中保持下肢力学轴线正确，并激活和强化较弱的髋外展肌群力量。

TIPS

同伴在前侧支撑腿膝关节位置套一根弹力带（与地面水平），并向膝关节内侧拉弹力带，给予髋关节内收的"错误"反馈。

● 多点弓箭步蹲

目的

通过不同方向的弓箭步蹲，强化弓箭步蹲动作模式，练习者可以在弓箭步动作中保持正确的下肢力学轴线。

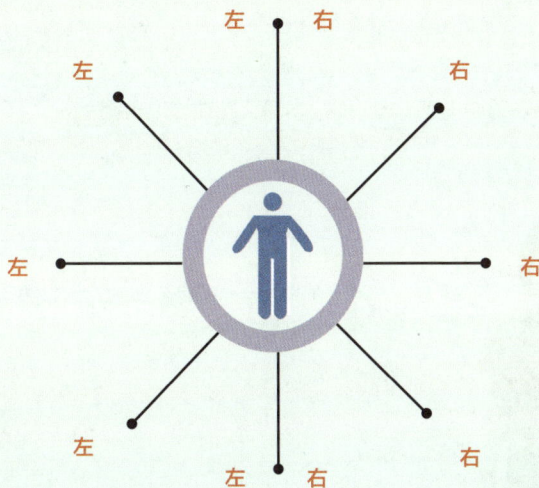

练习者原地站立，分别以左、右腿支撑，另一侧腿向五个不同方向迈出至大腿与地面平行，膝关节在前脚掌上方，膝关节指向与第二、三脚趾方向一致。臀肌与股四头肌收缩，回到起始姿势，重复进行练习，直至完成八个方向的练习。

落地缓冲动作模式练习

　　落地缓冲动作模式是人体在下落至地面过程的一个必要动作，要求髋、膝、踝关节协同配合，下肢肌肉离心控制，其本质是硬拉动作模式与下蹲动作模式的结合。例如羽毛球与排球项目中的跳跃扣杀，在落地瞬间进行缓冲，减少落地时地面对下肢的冲击力。落地缓冲动作若是不正确以及下肢神经肌肉控制能力不足，则可能出现膝外翻等不良生物力学现象，容易增大膝关节压力，增加损伤风险。因此，纠正落地缓冲动作中膝关节在额状面的异常排列，可以使练习者在每一次的动作中有更好的认知，提高下肢神经肌肉控制能力及落地稳定性。

第 4 章

膝关节稳定性锻炼策略　▼　动作模式纠正练习

● 落地缓冲膝外翻纠正练习

如前文所述，落地缓冲动作涉及髋、膝、踝三关节协同配合，其本质是硬拉动作模式与下蹲动作模式的结合。因此，纠正落地缓冲时膝外翻现象可参照硬拉动作模式髋关节铰链练习与下蹲动作模式膝外翻纠正方法。

● 原地重心下降练习（跳跃动作准备姿势）

目的

通过下蹲动作模式感知重心向下移动，同时学习跳跃动作准备姿势。

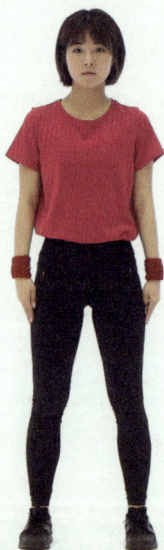

1 练习者站立于地面，双脚与肩同宽，膝关节指向与第二、三脚趾方向一致。

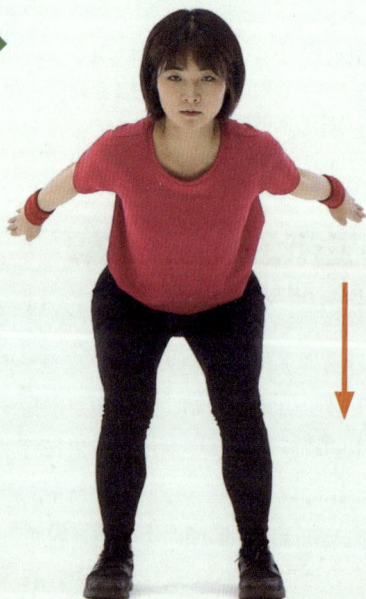

2 髋、膝关节适当屈曲，重心落在足中央与双脚中间，腰背平直，腹部与肩胛肌肉收紧，目视前方，双臂向后伸。

TIPS

这是一种功能性、舒适的准备姿势，膝关节在前脚掌上方，胸部在膝关节上方。

● 跳箱跳上下落缓冲练习

目的

通过 RNT 练习对跳箱跳上下落缓冲动作进行反馈干预，练习者可以在动作中保持下肢力学轴线正确，并激活和强化较弱的髋外展肌群力量，增强落地时下肢神经肌肉控制能力。

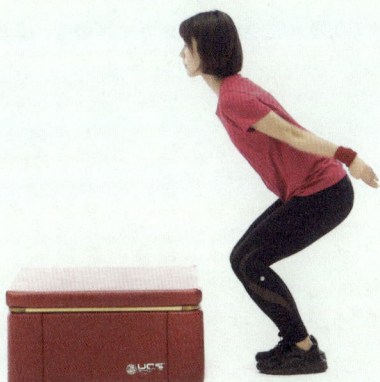

1 练习者站立于一个高度为 30 厘米的跳箱前，双脚与肩同宽，屈髋屈膝，膝关节指向与第二、三脚趾方向一致。练习者呈前述跳跃运动准备姿势，双臂向后伸。

TIPS

该练习可对照镜子进行，便于观察落地缓冲时下肢的移动轨迹。

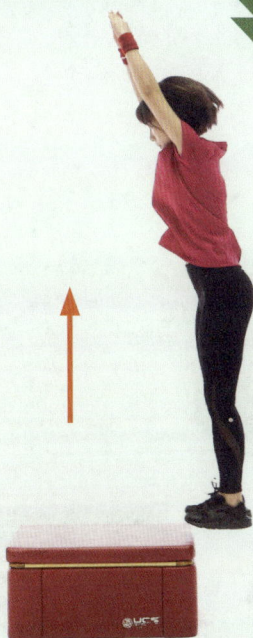

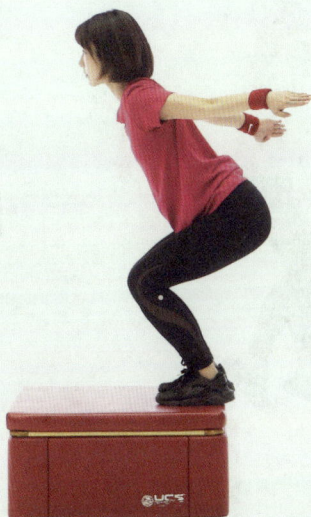

2 下肢肌群收缩，蹬地向上跳跃，同时双臂用力向上摆动。

3 当双脚接触跳箱时髋、膝关节屈曲，肌群离心控制缓冲下降身体重心。保持稳定缓冲姿势后，保持 5 秒静态稳定。

● 跳箱跳下落地缓冲练习

目的

通过 RNT 练习对跳箱跳下落地缓冲动作进行反馈干预，练习者可以在动作中保持下肢力学轴线正确，并激活和强化较弱的髋外展肌群力量，增强落地时下肢神经肌肉控制能力。

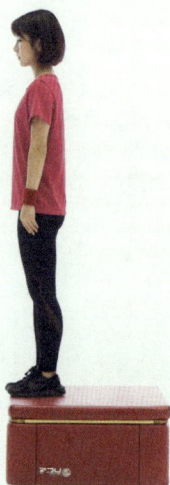

1 练习者站在高度为 30 厘米的跳箱上，靠近跳箱边缘，双脚与肩同宽，膝关节指向与第二、三脚趾方向一致。

TIPS

该练习可对照镜子进行，便于观察落地缓冲时下肢的移动轨迹。

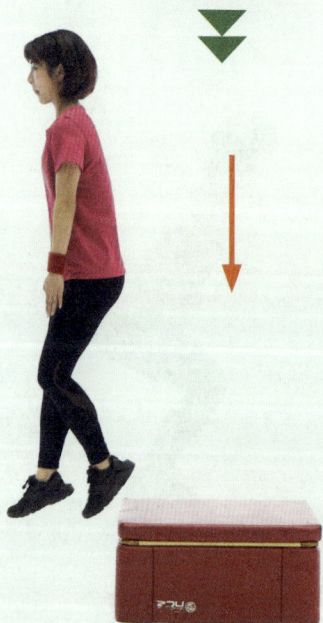

2 练习者自然向下跳。

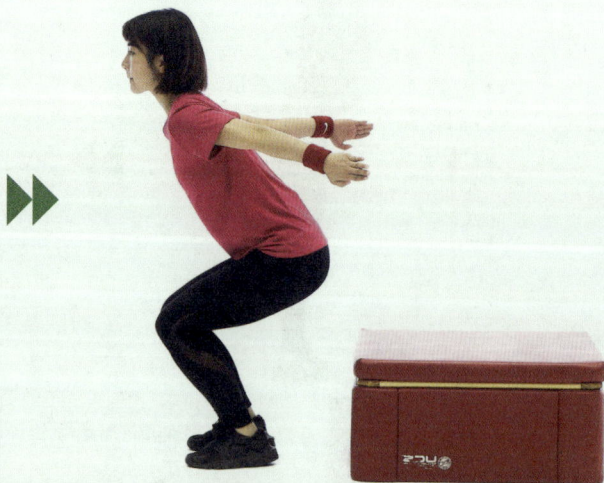

3 当双脚接触地面时髋、膝关节屈曲，肌群离心控制缓冲下降身体重心。保持稳定缓冲姿势后，保持 5 秒静态稳定。

● 原地起跳落地缓冲练习

通过起跳与落地两个阶段动作，模拟运动中跳跃落地的实际动作，并给予正确反馈，优化下肢神经肌肉控制。

1 练习者站立于地面，双脚与肩同宽，膝关节指向与第二、三脚趾方向一致。

TIPS

该练习可对照镜子进行，便于观察落地缓冲时下肢的移动轨迹。

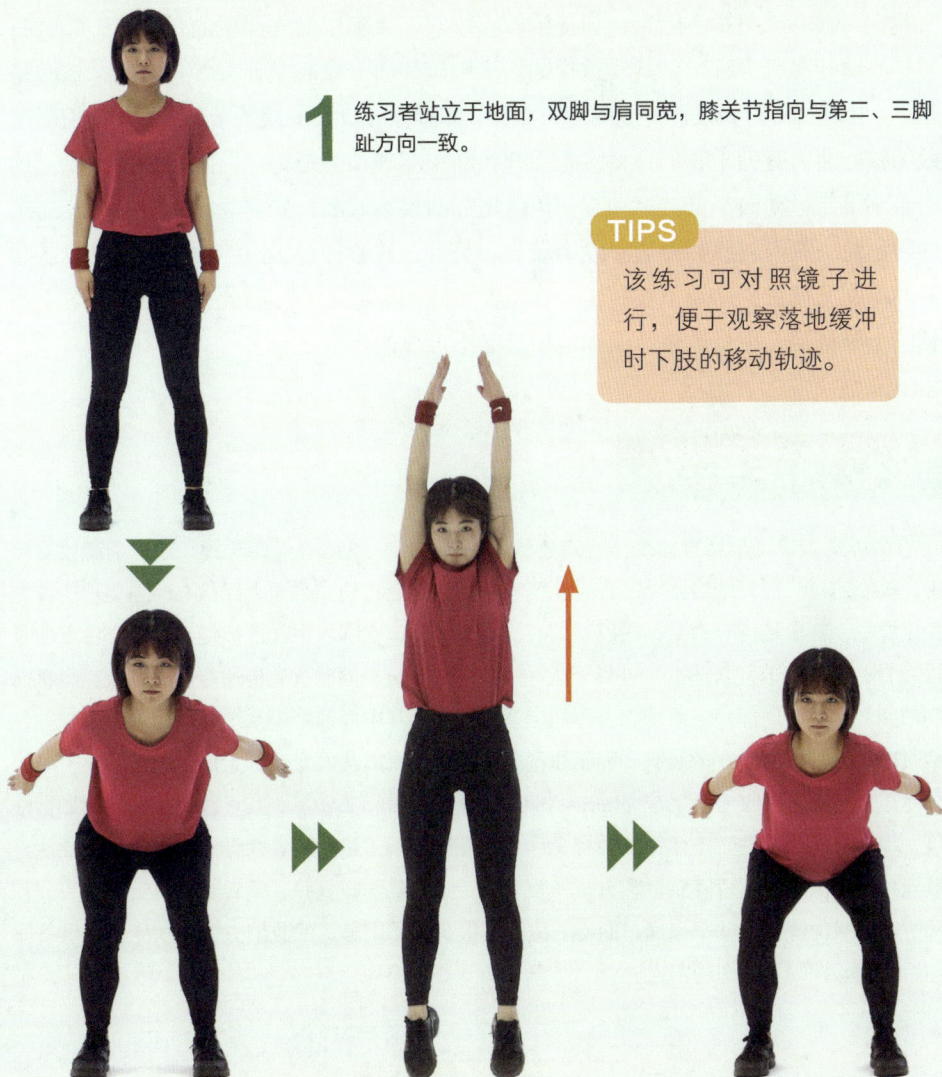

2 练习者下蹲呈跳跃准备姿势，双臂向后伸。

3 向上摆臂，下肢发力，原地向上跳跃。

4 下落时当双脚接触地面时髋、膝关节屈曲，肌群离心控制缓冲下降身体重心。保持稳定缓冲姿势后，保持5秒静态稳定。

第4章

膝关节稳定性锻炼策略 ▼ 动作模式纠正练习

核心练习

　　我们对核心练习都不陌生，但提到核心练习，大脑中最先浮现的是腹肌、腰背肌练习等一些动态肌力练习，其实这样的认识比较片面。核心是什么？具体讲，核心是由腰椎、骨盆、髋关节联合构成的一个整体，即腰椎－骨盆－髋关节复合体（LPHC）。高效的核心能力有助于我们在日常生活和运动中实现动力链稳定，降低损伤风险。核心力量不足是运动效率低、运动损伤风险增加的根本原因，研究表明，慢性下背痛患者的腹横肌、腹内斜肌和多裂肌发力较少。另外，核心神经肌肉控制能力不足也是非接触性前交叉制带损伤及下肢膝关节稳定性下降的原因之一。因此，核心练习对于损伤预防十分重要，在日常生活及训练中是必不可少的环节之一。

核心稳定系统

　　顾名思义，稳定是指身体维持特定姿势不受外界干扰或抵抗外界干扰。在一个高效的动作中，核心的每一部分结构协调配合，让练习者始终稳定在动作平面上。核心的主要功能首先是稳定脊柱，其次是传导力量，所以"核心稳定性"一词在练习中经常被提到。核心稳定性是腰椎－骨盆－髋关节复合体抵抗外界干扰并维持固定姿势，同时有效传递能量的高效神经肌肉控制功能，受核心局部稳定系统和整体稳定系统控制。其中局部稳定系统又称为"内核心"，包括腹横肌、腹内斜肌、多裂肌、膈肌和盆底肌。这些肌肉共同配合，紧缩腹腔，形成密闭的圆柱体压力空间，即腹内压系统（Intra-Abdominal Pressure，IAP），其可稳定腰椎，增加脊柱刚度，提高脊柱稳定性。整体稳定系统又称为"外核心"，是指附着在脊柱到骨盆以及骨盆与下肢连接的肌肉，包括背阔肌、腰方肌、腰大肌、腹斜肌、腹直肌、竖脊肌以及负责髋关节各活动方向的肌肉等。这些肌肉通过向心、离心、等长等不同形式的收缩方式在功能上提供整体核心系统离心控制及动态稳定性。

核心稳定性
- 局部稳定系统（内核心）
- 整体稳定系统（外核心）

核心练习策略

高效的核心练习可以提高核心部分神经肌肉效率、增强练习者运动表现能力以及降低损伤风险。高效的核心练习应是系统的、进阶的，并具有功能性的练习，其目的是增强核心系统稳定性，发展核心肌肉力量、提高核心神经肌肉效率、增强神经肌肉稳定控制能力。在设计核心练习计划时，应注重核心神经适应能力的提高，通过调控运动平面、身体姿态、动作节奏、练习负荷，利用不同器械（TRX悬吊系统、弹力带、BOSU球、瑞士球、药球、平衡软榻等）等设计核心练习计划。请记住一点，核心练习的重点是增强神经适应能力、神经肌肉控制能力，并非增强绝对力量，练习中强调的是动作质量，并非练习数量。美国国家运动医学学会提出的"OPT"模型，将练习分成三个阶段，即稳定性—力量—爆发力。高水平运动表现受到"OPT"模型每一层的影响，其中，核心稳定性、核心力量及核心爆发力在练习中循序渐进地得以实现。核心的这三个素质并不是单独存在的，相反，它们互相配合才能发挥最大运动表现效益，所以练习者可以根据自身不同需求选择相应的练习，也可以按照模型顺序循序渐进地练习。身体只有在具备良好稳定性的前提下才能发挥出足够大的力量，只有在力量储备足够多时才能以力量为平台产生高水平的爆发力。所以在设计核心练习时，可根据"OPT"模型顺序围绕核心稳定性、核心力量及动作效益进行，并遵循循序渐进的练习原则。提高核心神经适应能力有助于下肢稳定性的增强，后面在介绍核心练习时，着重强调核心稳定性与核心力量的练习，只会简要介绍核心爆发力练习。

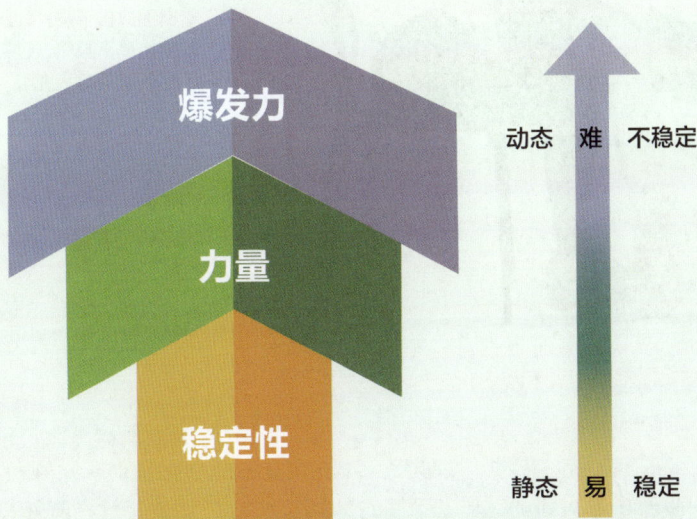

爆发力

动态　难　不稳定

力量

稳定性

静态　易　稳定

核心稳定性练习

核心稳定的重要性不言而喻。在练习中，需保持腰椎－骨盆－髋关节相对固定，通过练习局部稳定系统来提高核心神经肌肉效率，强化神经肌肉控制能力。本节中，核心稳定性练习分为腹式呼吸练习、静态核心稳定性练习与动态核心稳定性练习三部分。

腹式呼吸练习

提到核心稳定性练习，就不得不提腹式呼吸，良好的腹式呼吸是核心稳定的前提。腹式呼吸并不是简单的腹部上下起伏式的呼吸，严格讲，腹式呼吸强调膈肌的运动，在呼吸时膈肌下压，扩张两侧肋骨，与其他局部稳定肌共同收缩增大腹腔压力，形成稳定的腹内压系统，维持核心稳定。下面介绍不同形式腹式呼吸激活及练习方法，目的在于重建腹式呼吸模式及激活膈肌运动。腹式呼吸是一种三维式呼吸，即膈肌与盆底肌的上下配合、腹部与背部肌群的前后配合，以及肋骨与腰部两侧的横向收缩。在练习过程中，须深刻感知不同维度的呼吸变化，可以借助弹力带、气球等小工具辅助感知膈肌运动及腹横肌激活。

● 坐姿俯身腹式呼吸

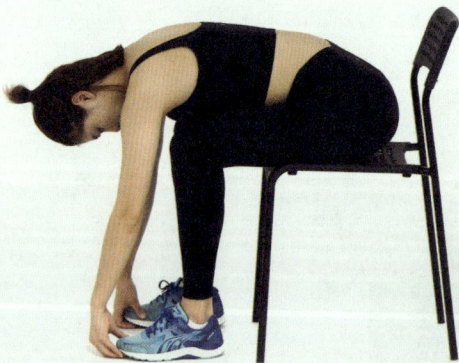

练习者坐在椅子上。身体向前倾，双臂自然放松下垂，让腹部贴住大腿；开始用鼻子吸气，过程中感受是胸部还是腹部顶着大腿。

> **TIPS**
>
> a.若出现胸部顶着大腿的感觉，须在这个姿势下反复呼吸，寻找腹部顶着大腿的感觉。
> b.若出现腹部顶着大腿的感觉，可将身体抬起约45°，双手放在腹部，持续呼吸，感受腹部起伏；再将身体抬起至正确坐立位置，双手仍放在腹部，继续感受腹部起伏。

● 鳄鱼式腹式呼吸

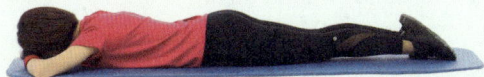

1 练习者身体放松俯卧于地面，下肢放松，双脚与肩同宽，双手手背叠放在额头下。

TIPS

练习时，吸气过程中须将腹腔充分扩张，呼气过程中须将腹腔内气体尽可能全部排出，延长呼气时间。

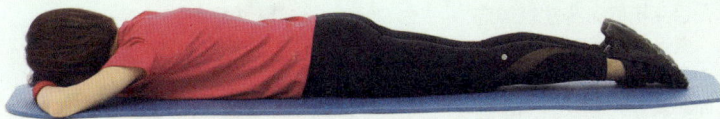

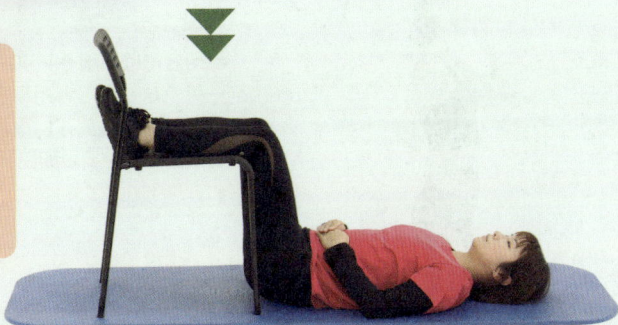

2 身体放松，开始呼吸，感受吸气与呼气时腹部前方与腰部两侧的扩张与收缩，着重感知腰部两侧变化。可将一弹力带绑在腰部，给予适当张力，在呼吸时对抗弹力带张力感受腰部两侧变化；也可寻找一名同伴将双手放于练习者腰部两侧，给予适当挤压，呼吸时对抗挤压力感受腰部两侧变化。

● 90-90 式腹式呼吸

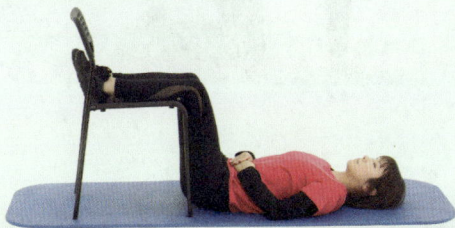

1 练习者仰卧于地面，髋关节与膝关节屈曲90°，将双脚搭在瑞士球或健身凳上或悬空，骨盆轻微后倾，保持腰椎紧贴地面。

TIPS

练习时，吸气过程中须将腹腔充分扩张，呼气过程中须将腹腔内气体尽可能全部排出，延长呼气时间。

2 身体放松，开始呼吸，感受吸气与呼气时腹部与腰部两侧的扩张与收缩，着重感知腰部两侧变化。可将一弹力带绑在腰部，给予适当张力，在呼吸时对抗弹力带张力感受腹部与腰部两侧变化；也可自己将双手放于腰部两侧，用拇指顶住腹部侧上方，给予适当挤压，呼吸时对抗挤压力感受腹部与腰部两侧变化。

第 4 章

膝关节稳定性锻炼策略 ▼ 核心练习

● 六点跪撑位腹式呼吸

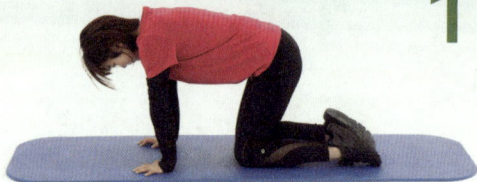

1 练习者呈六点跪撑位，双臂与双腿分开与肩同宽，且双臂与大腿和地面垂直。

TIPS

练习时，吸气过程中须将腹腔充分扩张，呼气过程中须将腹腔内气体尽可能全部排出，延长呼气时间。

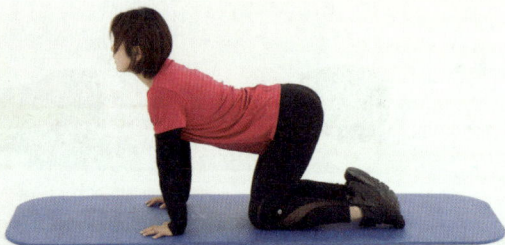

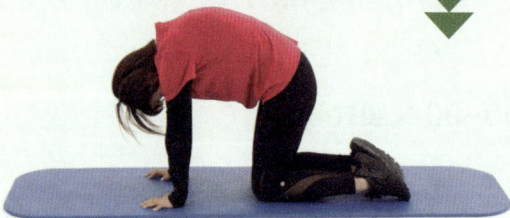

2 吸气时，抬头挺胸，骨盆轻微向前转动，感受腹部与腰部两侧的扩张感；呼气时，低头拱背，骨盆轻微向后转动，感受腹部与腰部两侧的收缩。可将一弹力带绑在腰部，给予适当张力，在呼吸时对抗弹力带张力感受腹部与腰部两侧变化；也可寻找一名同伴将双手放于练习者腰部两侧，给予适当挤压，呼吸时对抗挤压力感受腰部两侧变化。

● 腹式呼吸吹气球

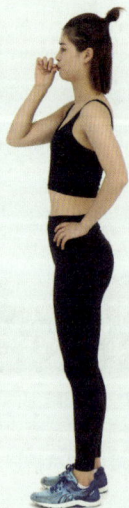

练习者可以采用 90-90 式仰卧位或站立位，想象自己咬住一只气球。练习者用鼻子吸气，通过腹式呼吸，用嘴巴呼气将气体吹进气球；重复进行上述动作。该动作须始终保持腹腔运动，切忌胸腔运动辅助呼吸。

静态核心稳定性练习

静态核心稳定性练习是指身体在某一个角度或动作下保持不变，克服外界干扰来保持自身平衡稳定，增强核心肌群耐力的练习。在静态核心稳定性练习中，主要强调腹式呼吸的作用，通过静态稳定练习动作并配合正确的腹式呼吸，达到理想的核心稳定效果。静态核心稳定性练习遵循循序渐进的练习原则，设计动作时应从易到难、由简到繁，即通过控制不同变量来增加练习的难度，例如增加练习时间、改变身体稳定状态或身体姿势等。

● 平板支撑

TIPS

练习时切忌髋关节位置下沉（腰部塌陷）或上抬（臀部拱起）。

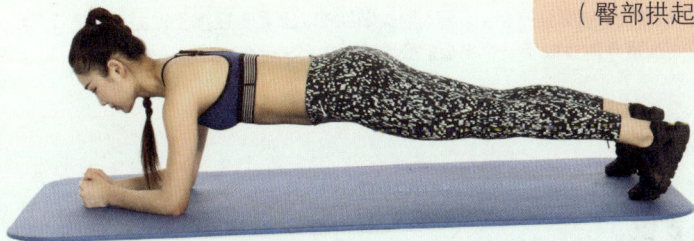

练习者俯卧于地面，双脚分开，双臂肩、肘关节屈曲，脚趾与肘关节支撑于地面；膝关节完全伸展，臀部收紧，腹部收缩抬离地面，侧面观察身体类似于一个平板。

● 平板支撑单侧伸髋

TIPS

练习时切忌髋关节位置下沉（腰部塌陷）或上抬（臀部拱起）。

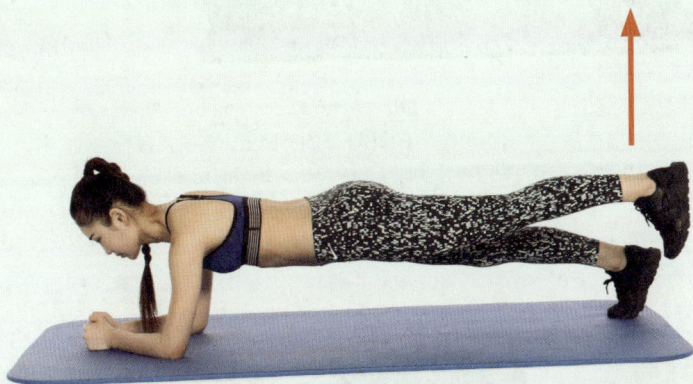

练习者俯卧于地面，双脚分开，双臂肩、肘关节屈曲，脚趾与肘关节支撑于地面；膝关节完全伸展，臀部收紧，腹部收缩抬离地面，侧面观察身体类似于一个平板。一侧腿伸直髋关节伸展上抬。回到起始姿势，换另一侧执行同样的动作。

● 下肢高位平板支撑

TIPS

高处平台可更换为BOSU球，创造下肢不稳定平面，增加练习难度。

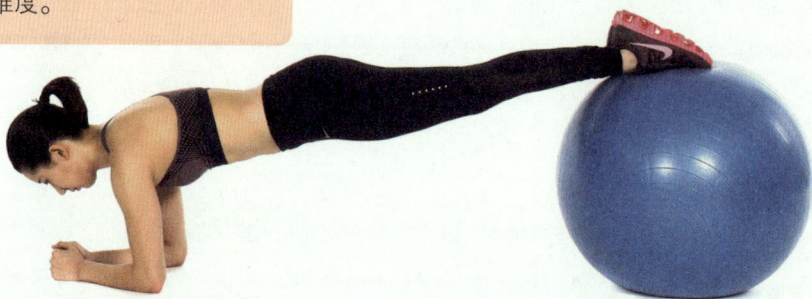

练习者俯卧，双脚并拢撑于瑞士球或高处平台上，肩、肘关节屈曲，上臂垂直撑于地面；膝关节完全伸展，臀部收紧，腹部收紧，侧面观察身体类似于一个平板。练习时切忌髋关节位置下沉（腰部塌陷）或上抬（臀部拱起）。

● BOSU 球平板支撑

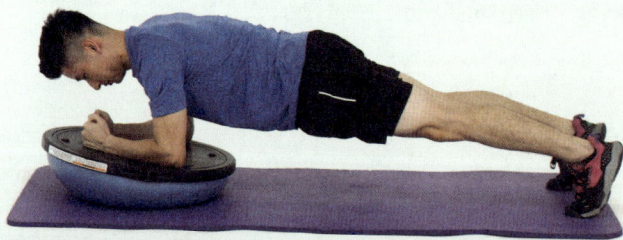

练习者俯卧，双脚与肩同宽，肩、肘关节屈曲、上臂垂直撑在 BOSU 球的背面上，脚趾支撑于地面；膝关节完全伸展，臀部收紧，腹部收缩抬离地面，侧面观察身体类似于一个平板。练习时切忌髋关节位置下沉（腰部塌陷）或上抬（臀部拱起）。

TIPS

可将下肢搭在一个稳定的高处平台或不稳定的BOSU球上进行练习，增加练习难度。

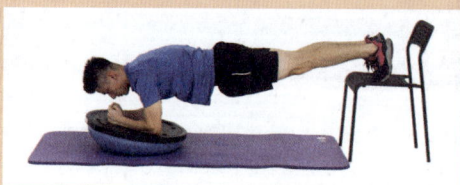

● 瑞士球平板支撑

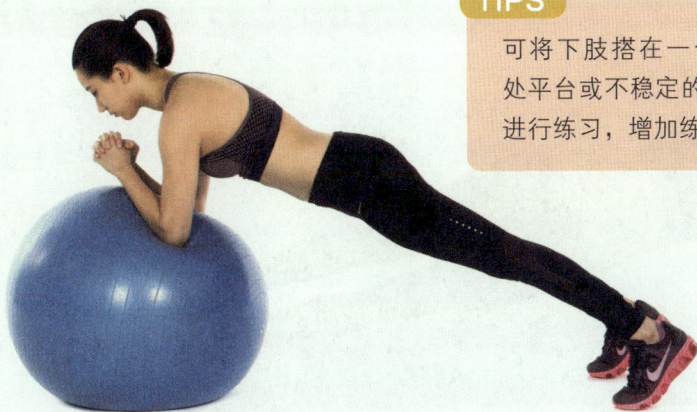

TIPS

可将下肢搭在一个稳定的高处平台或不稳定的BOSU球上进行练习，增加练习难度。

练习者俯卧，双脚与肩同宽，肩、肘关节屈曲支撑于瑞士球上，脚趾支撑于地面；膝关节完全伸展，臀部收紧，腹部收紧，侧面观察身体类似于一个平板。练习时切忌髋关节位置下沉（腰部塌陷）或上抬（臀部拱起）。

● 悬吊平板支撑

TIPS

该练习动作可变化为单腿悬吊支撑，也可以单侧手臂支撑，另一侧手臂悬空伸直，通过减少支撑点增加练习难度。

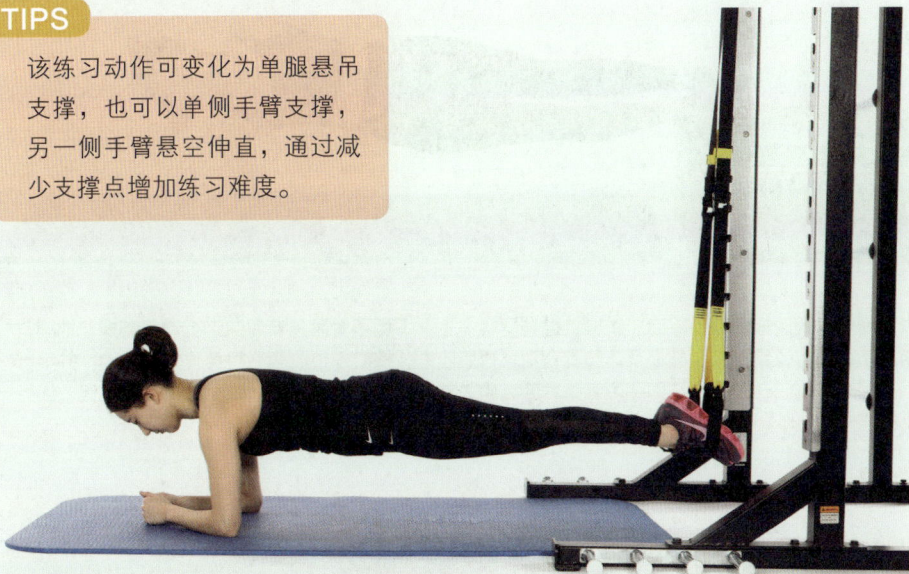

练习者俯卧于地面，双脚并拢悬挂在悬吊带上（TRX），肩、肘关节屈曲，上臂垂直撑于地面（或跳箱）；膝关节完全伸展，臀部收紧，腹部收缩抬离地面，侧面观察身体类似于一个平板。练习时切忌髋关节位置下沉（腰部塌陷）或上抬（臀部拱起）。

第 4 章

膝关节稳定性锻炼策略 ▼ 核心练习

● 侧平板支撑

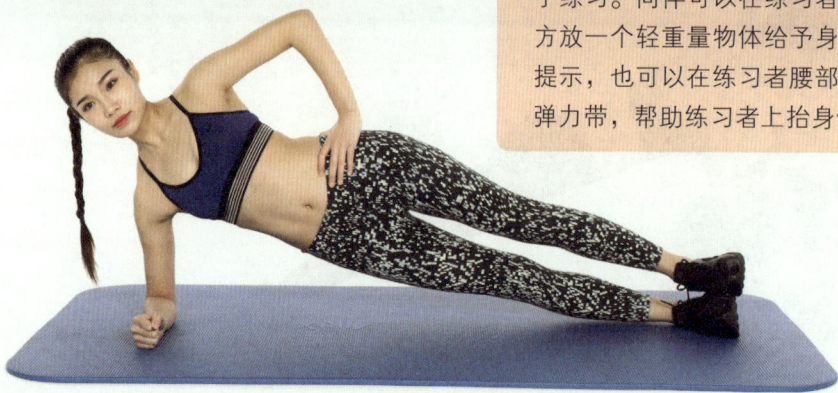

TIPS

练习者切忌腰部向下沉，可对照镜子练习。同伴可以在练习者腰部上方放一个轻重量物体给予身体上抬提示，也可以在练习者腰部绑一根弹力带，帮助练习者上抬身体。

练习者侧躺于地面，双腿伸直叠放，下侧手臂肘关节屈曲，上臂垂直撑于地面，上侧手放于髋关节位置；膝关节锁紧，脚踝背屈，臀肌收紧，核心部位收紧后将身体抬离地面；保持身体成一条直线，即练习者头颈部、肩关节、髋关节、膝关节、踝关节成一条直线。换另一侧执行同样的动作。

● 下肢高位侧平板支撑

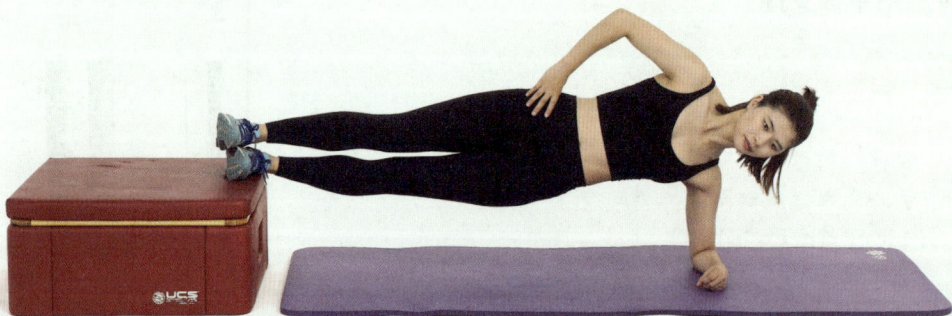

练习者双腿伸直叠放搭在高处平台（跳箱、健身凳等）上，下侧手臂肘关节屈曲，上臂垂直撑于地面，上侧手放于髋关节位置；膝关节锁紧，脚踝背屈，臀肌收紧，核心部位收紧后将身体抬离地面，并平行于地面；保持身体成一条直线，即练习者头颈部、肩关节、髋关节、膝关节、踝关节成一条直线。换另一侧执行同样的动作。

TIPS

a.练习者切忌腰部向下沉，可对照镜子练习。同伴可以在练习者腰部上方放一个轻重量物体给予身体上抬提示，也可以在练习者腰部绑一根弹力带，帮助练习者上抬身体。

b.该练习动作可在肘关节处增加BOSU球以提高上肢不稳定性，增加练习难度。

●BOSU 球侧平板支撑

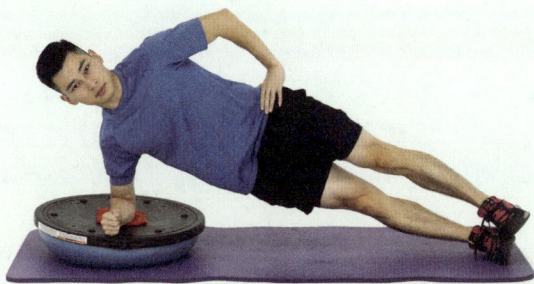

练习者侧躺于地面，双腿伸直叠放，下侧手臂肘关节屈曲，上臂垂直撑于BOSU 球的背面，上侧手放于髋关节位置；膝关节锁紧，脚踝背屈，臀肌收紧，核心部位收紧后将身体抬离地面；保持身体成一条直线，即练习者头颈部、肩关节、髋关节、膝关节、踝关节成一条直线。换另一侧执行同样的动作。

TIPS

a.练习者切忌腰部向下沉，可对照镜子练习。同伴可以在练习者腰部上方放一个轻重量物体给予身体上抬提示，也可以在练习者腰部绑一根弹力带，帮助练习者上抬身体。
b.练习者可以把双脚搭在一个高处平台上，抬高下肢进行BOSU球侧平板支撑，增加练习难度。

●侧平板支撑侧拉抗旋

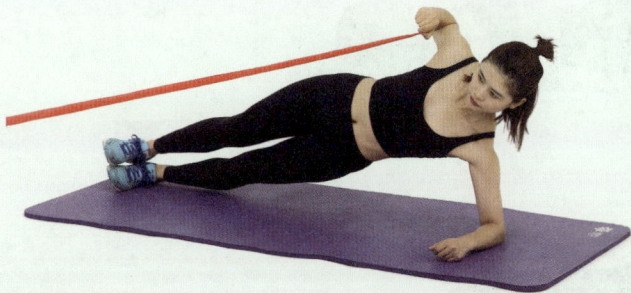

练习者在无轨迹阻力绳索或弹力带前侧躺于地面，双腿伸直叠放，下侧手臂肘关节屈曲，上臂垂直撑于地面；调整适当阻力，上侧手臂屈肘后拉绳索把手或弹力带至同侧肩前位置；膝关节锁紧，脚踝背屈，臀肌收紧，核心部位收紧后将身体抬离地面；保持身体成一条直线，即练习者头颈部、肩关节、髋关节、膝关节、踝关节成一条直线。换另一侧执行同样的动作。

TIPS

a.练习者切忌腰部向下沉，可对照镜子练习。同伴可以在练习者腰部上方放一个轻重量物体给予身体上抬提示，也可以在练习者腰部绑一根弹力带，帮助练习者上抬身体。
b.练习者可变换多种形式进行难度递增练习，例如下肢支撑在稳定的高处平台或不稳定的BOSU球上，或手肘支撑在BOSU球上等。

第 4 章

膝关节稳定性锻炼策略 ▼ 核心练习

107

● 仰卧泡沫轴屈髋平衡

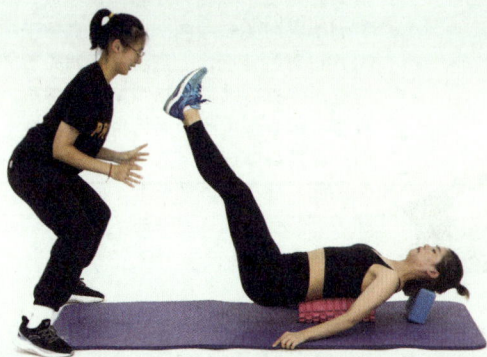

TIPS

该动作可以通过改变练习形式增加练习难度，例如在小腿中间夹住一个药球，或同伴给予练习者下肢多方向干扰。

练习者仰卧在长泡沫轴上，下肢髋关节屈曲 45° ~ 90° ，双手自然放在身体两侧；保持平衡稳定，通过腹式呼吸保持呼吸自然，不要憋气。练习过程中双手可辅助身体平衡，但不要支撑在地面稳定身体。

● 瑞士球 – 仰卧 – 直腿挺髋

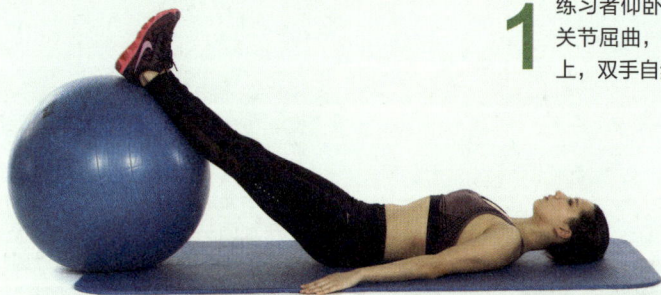

1 练习者仰卧于地面，双腿与肩同宽，髋关节屈曲，双腿伸直，脚跟放于瑞士球上，双手自然放在身体两侧。

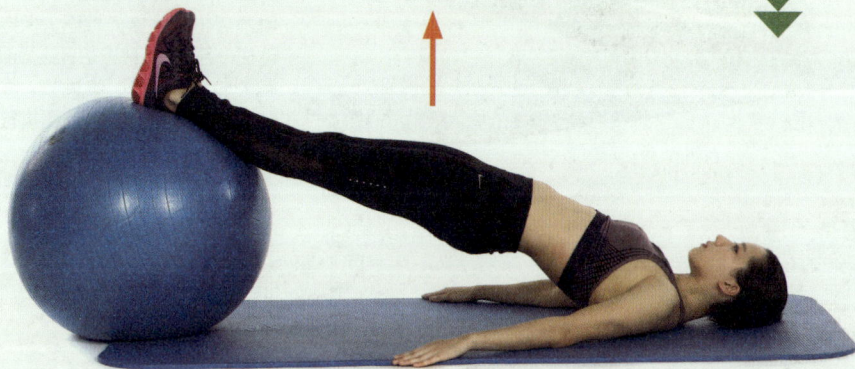

2 臀肌与核心部位收紧，将髋关节抬起，直到完全伸展。切忌髋关节过度伸展。

● 瑞士球－仰卧－直腿挺髋抬腿

1 练习者仰卧于地面，双腿与肩同宽，髋关节屈曲，双腿伸直，脚跟放于瑞士球上，双手自然放在身体两侧。

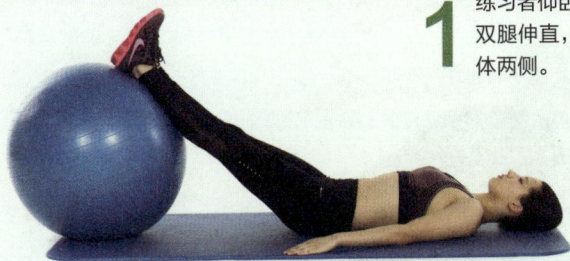

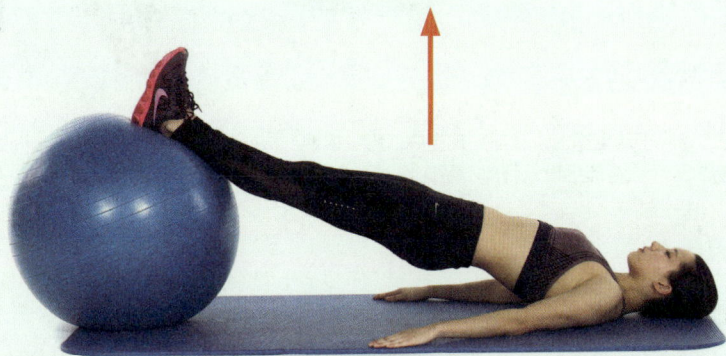

2 臀肌与核心部位收紧，将髋关节抬起，直到完全伸展。

3 保持身体稳定，抬起一侧腿，伸直悬空，保持2～3秒。切忌髋关节过度伸展。回到起始姿势，换另一侧执行同样的动作。

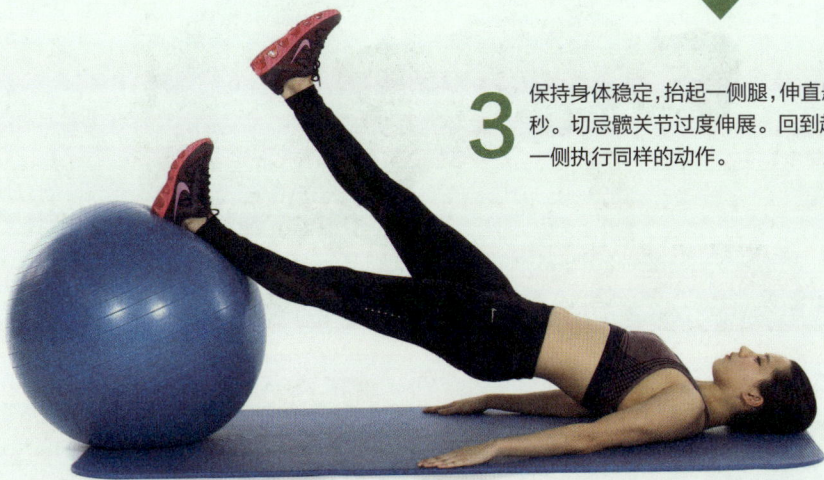

膝关节稳定性锻炼策略 ▼ 核心练习

●瑞士球－俯卧－背部伸展静力

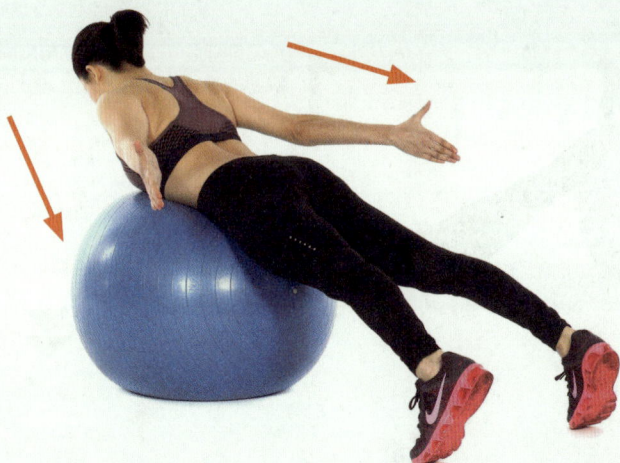

练习者俯卧于瑞士球上，腹部贴球支撑，脚尖撑地。核心部位收紧，双手与双脚同时向后伸直，手臂与身体约成30°。背部平直，胸部不贴球。

●跪姿后顶瑞士球

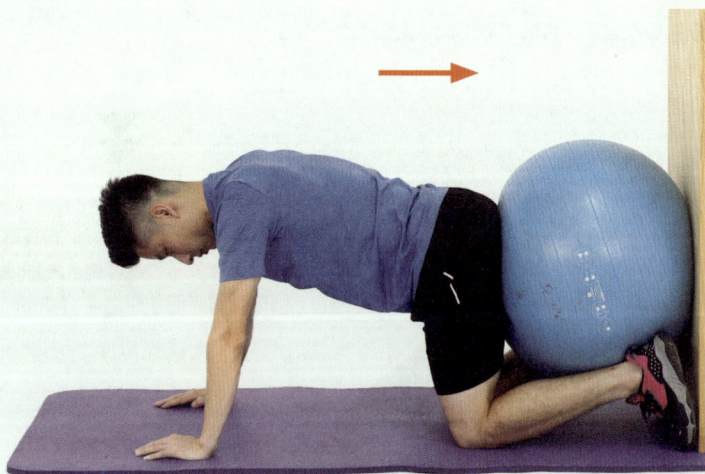

练习者寻找一面墙，呈六点跪撑位，在臀部后方及小腿上方放置一个瑞士球，臀部与墙面支撑固定瑞士球，双臂伸直垂直于地面。臀部逐渐向后移动，挤压瑞士球并保持持续挤压状态，同时通过腹式呼吸保持呼吸自然，切忌憋气。

TIPS

练习过程中，手臂不能向后推辅助挤压，仅支撑地面维持身体平衡。

● 弹力带静态跪姿抗旋转训练

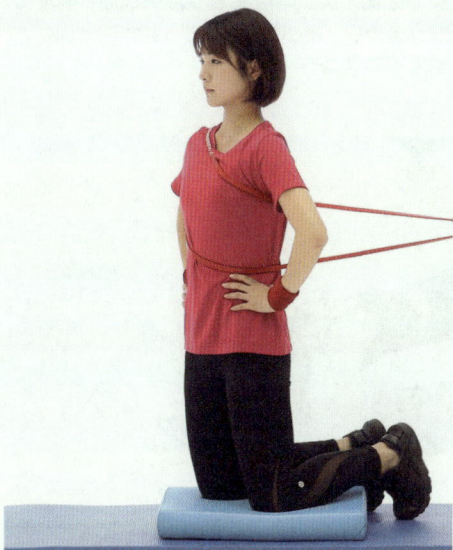

寻找一个固定物体（杠铃架、单杠等），将弹力带固定在身后的物体上（或者由同伴握紧）。练习者跪于平衡垫上，躯干与大腿成一条直线，双手扶髋。将弹力带套在右肩处，从身体右肩上方和下方斜向穿过，经体前绕至左侧腋下。保持弹力带有一定张力，感受身体与弹力带向左侧拉拽的静态对抗，在阻力下保持身体平衡稳定，抵抗阻力，防止躯干产生旋转形变。达到指定时间后，换另一侧执行同样的动作。

TIPS

练习时保持身体平衡稳定，腹部收紧，自然呼吸。该动作可提高弹力带阻力来增加训练难度。

动态核心稳定性练习

　　动态核心稳定性练习是指身体在某一个角度或动作下保持不变，通过自身肢体移动以及动态对抗阻力来保持自身平衡稳定，增强核心肌群耐力的练习。在动态核心稳定性练习中，主要强调腹式呼吸的作用，通过动态稳定练习动作以及外界环境干扰，配合正确的腹式呼吸，达到理想的核心稳定效果。动态核心稳定性练习遵循循序渐进的练习原则，设计动作时应从易到难、由简到繁，即通过控制不同变量来增加练习的难度，例如增加练习时间、增加外界干扰、改变身体稳定状态或身体姿势等。

● 平板支撑下肢内收外展

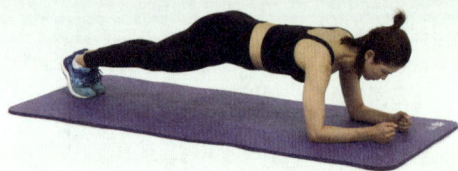

1 练习者俯卧于地面，双脚并拢，双臂肩、肘关节屈曲，脚趾与肘关节支撑于地面；膝关节完全伸展，臀部收紧，腹部收缩抬离地面，侧面观察类似于一个平板。

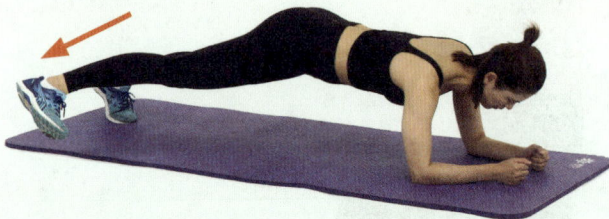

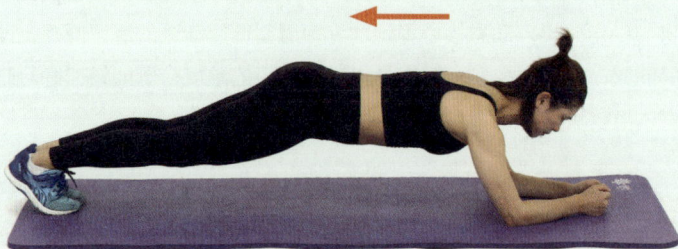

2 保持躯干稳定，一侧腿向身体侧面进行髋关节外展、内收运动。练习者保持腰部平直不能塌陷，躯干不能随摆动腿晃动。回到起始姿势，换另一侧执行同样的动作。

● 平板支撑锯式拉长

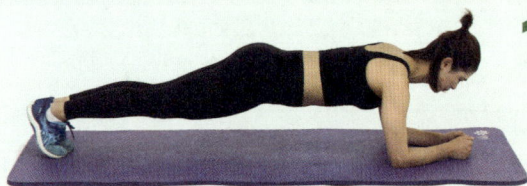

1 练习者俯卧于地面，双脚并拢，双臂肩、肘关节屈曲，脚趾与肘关节支撑于地面；膝关节完全伸展，臀部收紧，腹部收缩抬离地面，侧面观察类似于一个平板。

2 保持身体稳定，身体整体向前移动，再整体向后移动，移动反复持续进行。练习者保持身体成一条直线，腰部平直不能塌陷。

● 俯撑侧拉（一）

1 练习者双手、双脚支撑于地面，双腿与肩同宽，呈直臂平板支撑姿势。在练习者一侧肩部正下方放置一个适当重量的物体（沙袋、沙包、水袋、杠铃片或哑铃等），同侧手支撑其上。

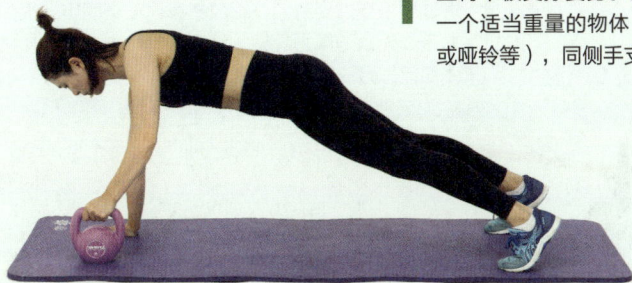

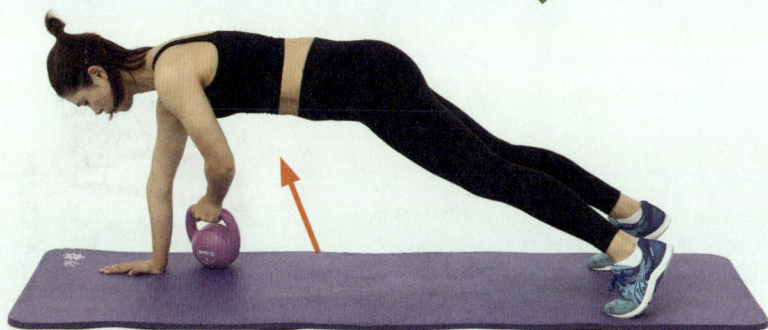

2 练习者单臂支撑，保持身体稳定，另一侧手把物体缓慢移动至身体对侧，再将物体缓慢移动至原位。移动物体时保持身体平衡稳定成一条直线，不晃动，切忌腰部塌陷。回到起始姿势，换另一侧执行同样的动作。

TIPS

该练习动作可以将下肢抬高，或在脚下放置滑行盘或BOSU球，以增加练习难度。

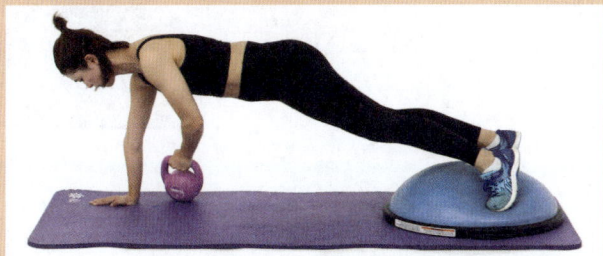

● 俯撑侧拉（二）

1 练习者双手、双脚支撑于地面，双腿与肩同宽，呈直臂平板支撑姿势。在练习者身体一侧固定一根弹力带或无轨迹阻力绳索。练习者单臂支撑，保持身体稳定，另一侧手臂抓住弹力带或绳索把手。

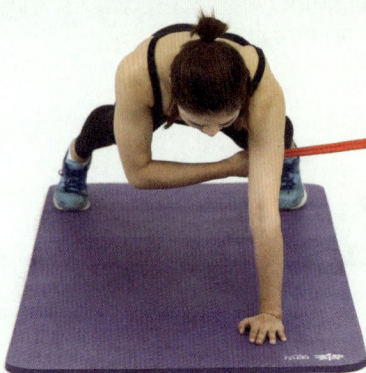

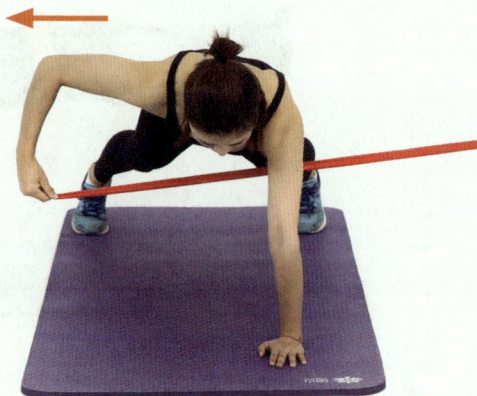

2 用力将弹力带或绳索把手水平侧向拉至身体另一侧。练习者持续拉弹力带或绳索把手，保持身体平衡稳定成一条直线，不晃动，切忌腰部塌陷。回到起始姿势，换另一侧执行同样的动作。

TIPS

该练习动作可以通过将下肢抬高，或在脚下放置滑行盘或BOSU球来增加练习难度。

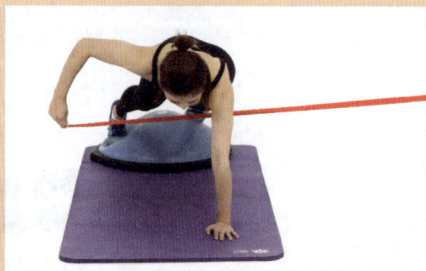

● 哑铃 - 侧桥 - 单臂飞鸟

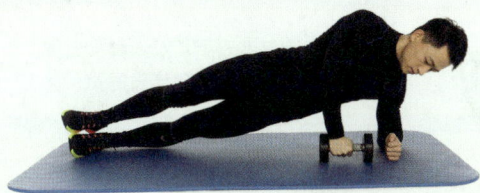

1 练习者侧躺于地面，双腿伸直叠放，下侧手臂肘关节屈曲，上臂垂直撑于地面，上侧手持置于地面的哑铃。膝关节锁紧，脚踝背屈，臀肌收紧，核心部位收紧后将身体抬离地面。

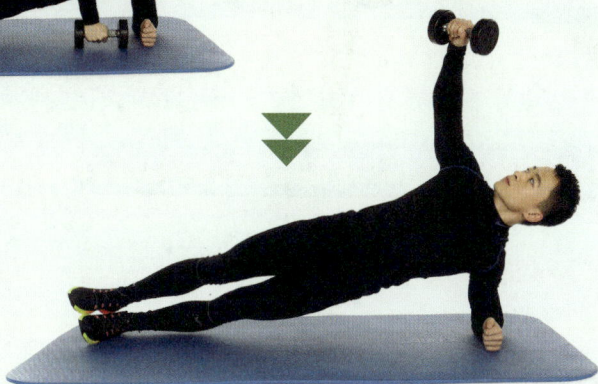

2 保持身体稳定，上侧手臂发力，持哑铃向上伸直，且与躯干约成 90°，肩关节垂直屈曲至与躯干在同一平面，然后回到起始姿势。换另一侧执行同样的动作。练习者切忌腰部向下沉。

● 俯撑登山

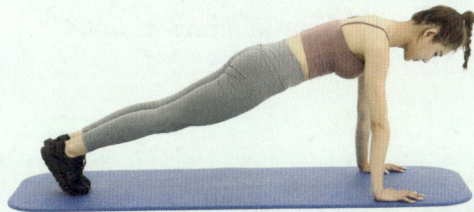

1 练习者双手、双脚支撑于地面，双腿与肩同宽，呈直臂平板支撑姿势。

TIPS

该动作可在脚下垫滑行盘，便于减少地面摩擦力，以更快的速度练习。

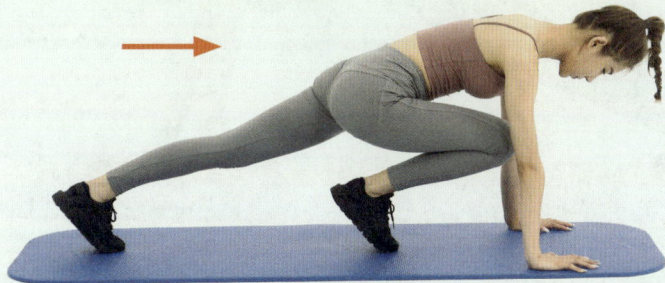

2 一侧腿髋关节、膝关节屈曲，另一侧腿伸直，双腿快速交替进行练习。练习者双腿交替登山时，保持身体平衡稳定，腰部切忌塌陷。

● 俯撑爬行

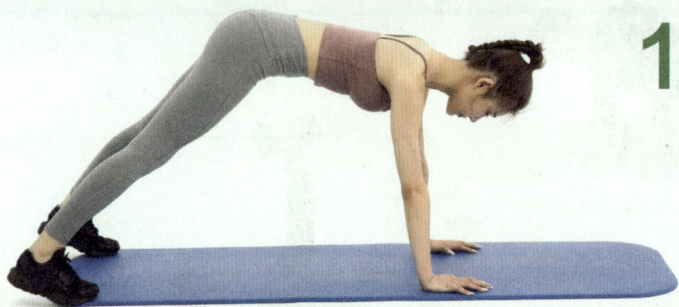

1 练习者双手、双脚脚尖支撑于地面，双腿与肩同宽，呈直臂四点支撑姿势。

2 双脚保持不动，双手交替向前缓慢爬行，至最大限度后，保持2~3秒。

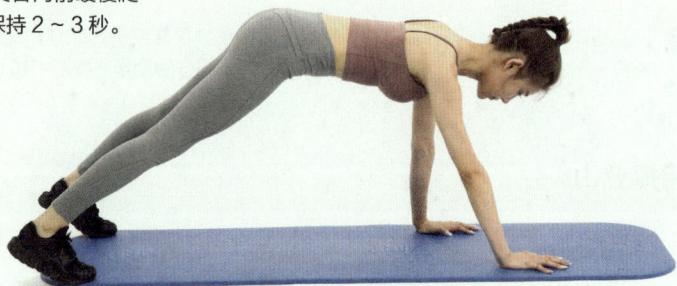

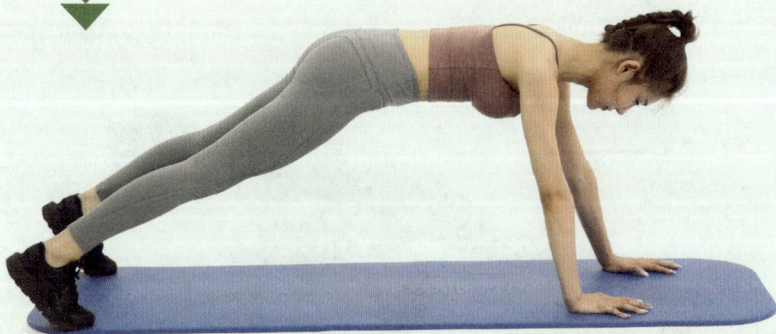

3 双手保持不动，双脚交替向前移动。练习时保持身体稳定，腰部切忌塌陷。

● 俯撑瑞士球手肘交换

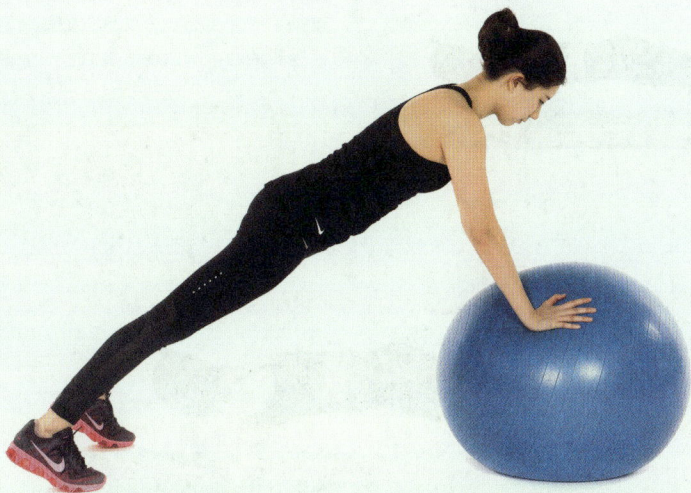

1 练习者双手支撑于瑞士球面，双脚支撑于地面，双腿与肩同宽，呈直臂平板支撑姿势。

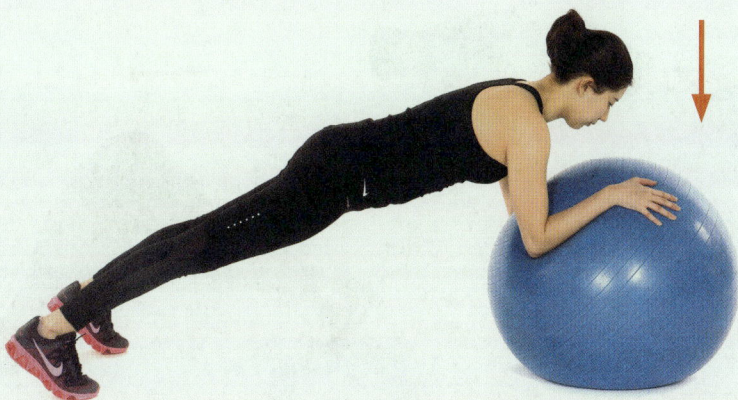

2 腹部收紧，保持身体平衡稳定，屈曲肘关节，至前臂贴于球面，侧面观察类似于一个平板。腰部切忌塌陷。

● 悬吊平板支撑锯式拉长

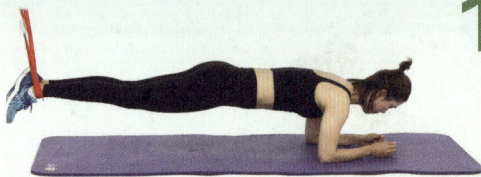

1 练习者俯卧于地面，双脚并拢悬挂在弹力带上，双臂肩、肘关节屈曲，上臂垂直撑于地面（或跳箱）；膝关节完全伸展，臀部收紧，腹部收缩抬离地面，侧面观察类似于一个平板。

TIPS

该动作可以通过在练习者腰背部放一重物增加负重来提高练习难度。

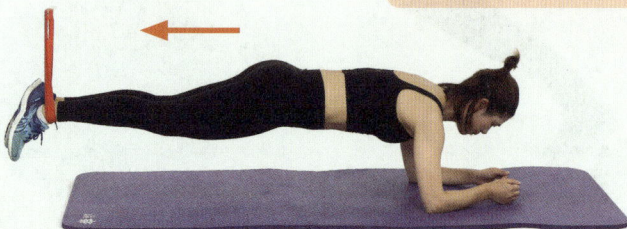

2 练习者腹部收紧，保持身体稳定，先向前再向后缓慢移动，将身体适当拉长。练习时切忌腰部塌陷或臀部拱起。

● 俯撑瑞士球屈体

1 练习者双臂垂直俯撑于地面，双腿与肩同宽，小腿放在瑞士球上，呈俯撑平板姿势。

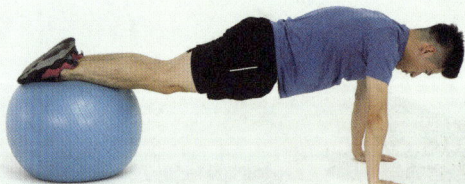

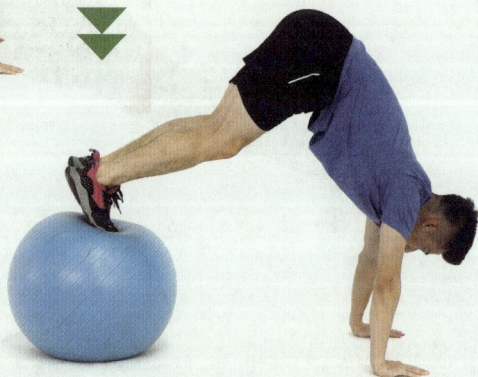

TIPS

该动作可以通过在练习者腰背部放一重物增加负重来提高练习难度。

2 练习者保持身体平衡稳定，腹部收缩，臀部上抬，将下肢拉向躯干，呈 V 形。练习时起始姿势切忌腰部塌陷。

● 俯撑瑞士球拉长屈体

1 练习者双臂垂直俯撑于地面，双腿与肩同宽，双脚放在瑞士球上，呈俯撑平板姿势。

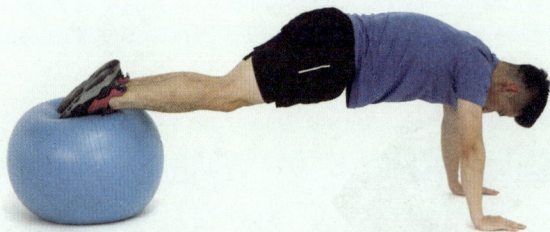

2 练习者保持身体平衡稳定，腹部收紧，身体缓慢向前移动。

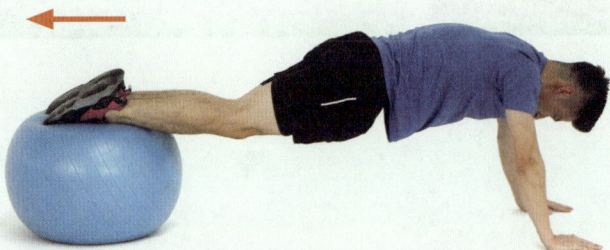

TIPS

该动作可以通过在双手下垫一个平衡软榻以增加支撑不稳定性。

3 在步骤2基础上，腹部收缩，臀部上抬，将下肢拉向躯干，呈V形，臀部再缓慢下落至身体与地面平行。身体缓慢向后移动。

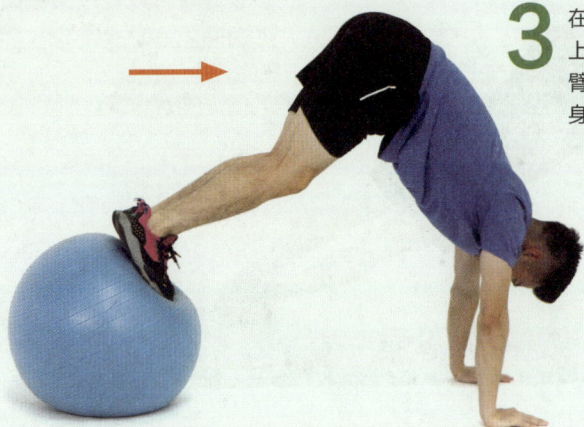

第4章

膝关节稳定性锻炼策略 ▼ 核心练习

● 侧平板支撑接抛球

1 练习者双腿伸直，双脚支撑于 BOSU 球上，一侧手臂伸直侧撑于跳箱上，另一侧手臂放于身侧；膝关节锁紧，脚踝背屈，臀肌收紧，核心部位收紧后将身体抬离地面，保持身体成一条直线。

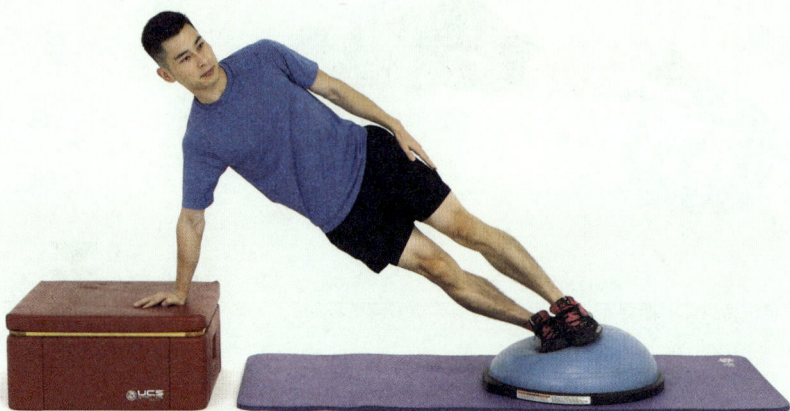

2 同伴站在练习者前方，向练习者上侧手方向扔网球；同时练习者保持身体平衡稳定，并准确接住网球扔回给同伴。练习者切忌腰部向下沉，同伴可以进行提醒。回到起始姿势，换另一侧执行同样的动作。

TIPS

该动作可以通过撤去跳箱和BOSU球来降低练习难度。

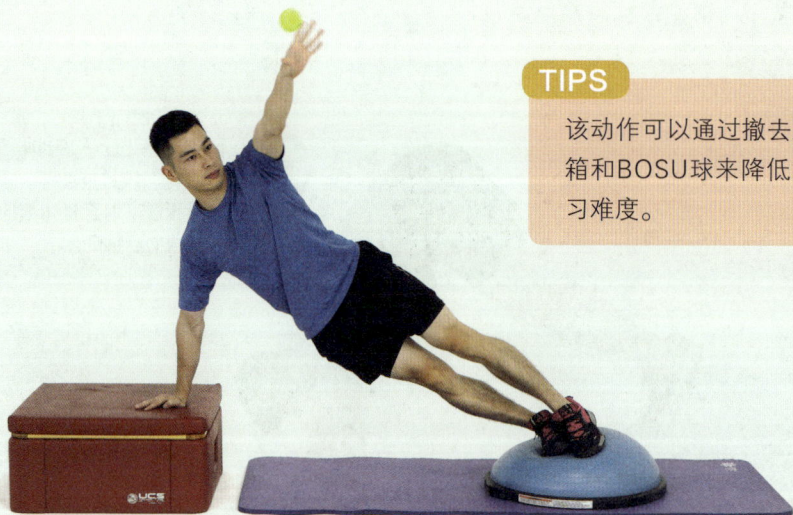

120

● 死虫练习

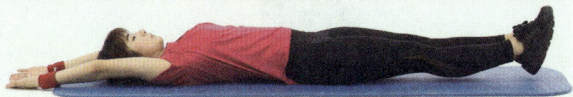

1 练习者仰卧于地面，下肢与肩同宽，双臂伸直向上伸过头顶，手背贴于地面，双脚微抬。

TIPS

该动作可以通过其变式来增加练习难度，例如在上、下肢中间放一个瑞士球，一对侧肢体用力夹住瑞士球，另一对侧肢体进行屈曲、伸展运动。

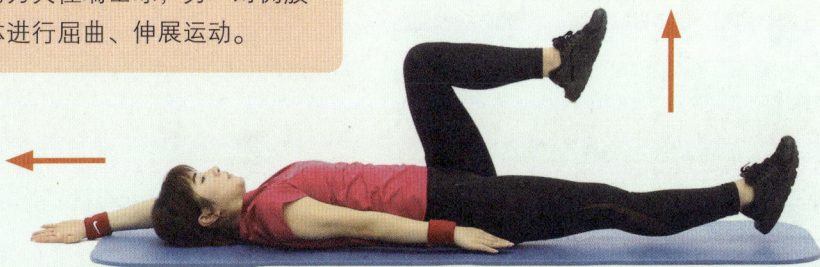

2 下腰部紧贴地面，保持呼吸，一侧手上抬向前滑动，缓慢向下落至髋部一侧；同时，其对侧腿缓慢屈髋屈膝向上抬起，至大腿约垂直于地面，小腿平行于地面。

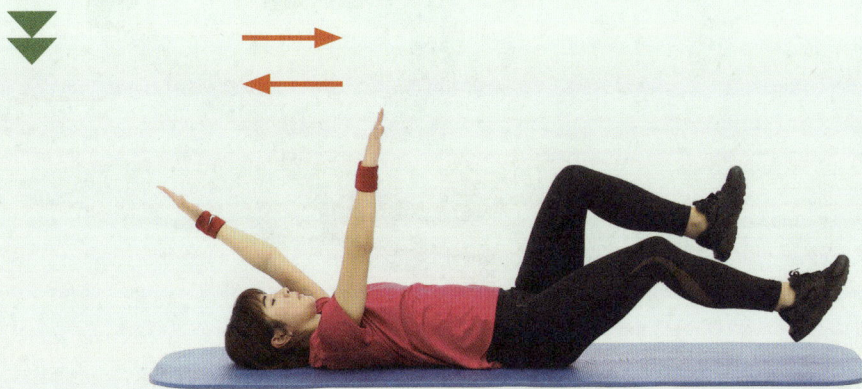

3 步骤2中运动的手和脚回到起始姿势，同时另一侧手上抬向前滑动，缓慢向下落至髋部一侧，其对侧腿缓慢上抬。左右侧交替进行。练习时切忌腰椎反弓（下肢伸展至出现腰椎反弓时，则停止伸展动作，立刻回到起始姿势），可以通过在下腰部放一根弹力带给予下腰部与地面紧贴的反馈提示，保证动作练习质量。

第4章

膝关节稳定性锻炼策略

▼

核心练习

121

● 仰卧下肢伸展

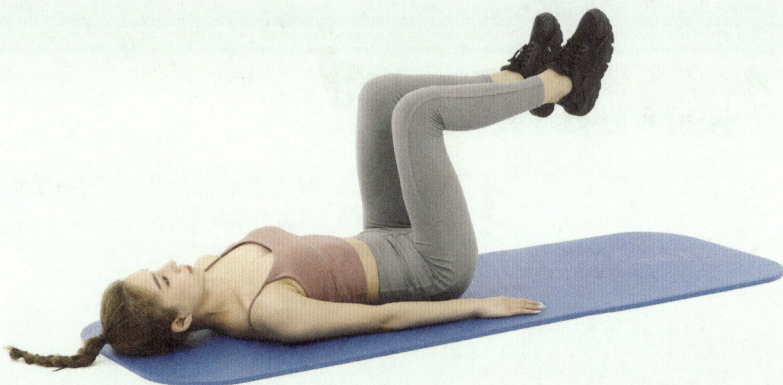

1 练习者仰卧于地面，髋关节与膝关节屈曲，大腿约垂直于地面，小腿平行于地面，双臂自然放于身体两侧，保持骨盆后倾，下腰部贴于地面。

TIPS

该动作是死虫练习的一个变式动作，可以通过其变式来增加练习难度，例如在下肢中间夹一个药球或在双脚上套一根弹力圈。

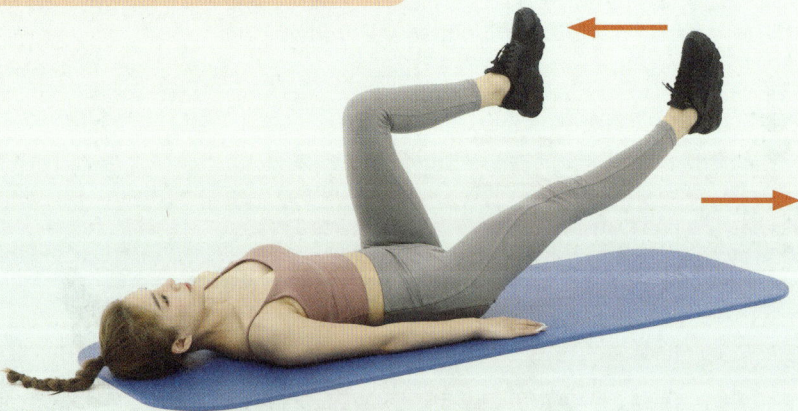

2 练习者保持正常呼吸，腹部收紧，骨盆后倾，下腰部紧贴地面，一侧腿伸直，与地面约成30°，左右侧交替进行。练习时切忌腰椎反弓（下肢伸展至出现腰椎反弓时，则停止伸展动作，立刻回到起始姿势），可以在下腰部放一根弹力带给予下腰部与地面紧贴的反馈提示，保证动作练习质量。

● V 字伸展

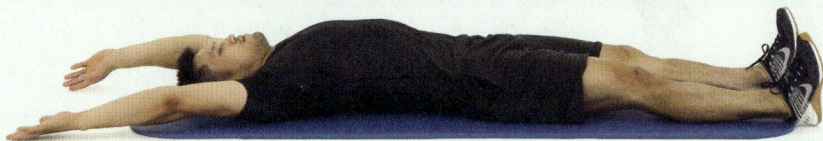

1 练习者仰卧于地面，腹部收紧，上下肢伸展。

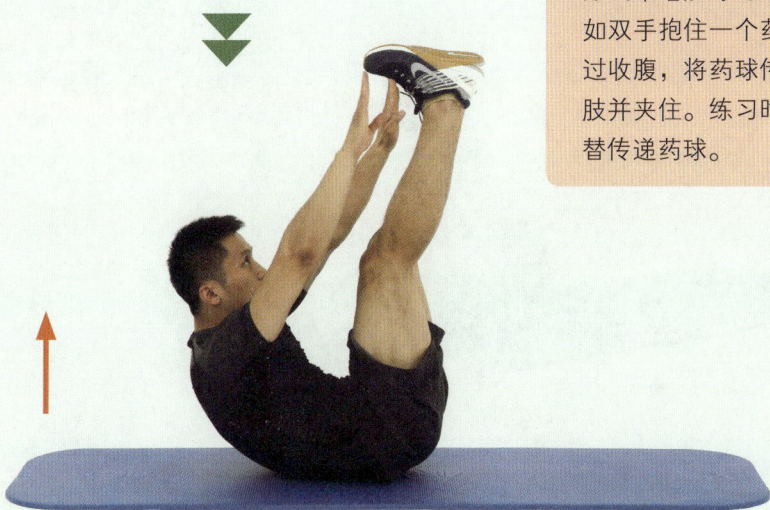

TIPS

该动作可以通过改变练习形式来增加练习难度，例如双手抱住一个药球，通过收腹，将药球传递至下肢并夹住。练习时反复交替传递药球。

2 练习者尽量保持上下肢伸直状态，腹部收缩，用手指触摸脚尖，身体呈 V 形。

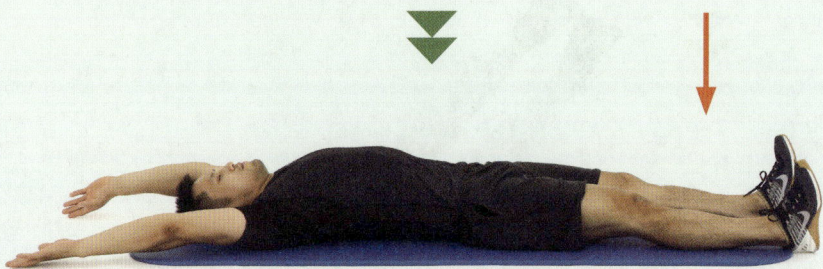

3 身体缓慢伸展。练习时收腹动作要迅速，身体伸展动作要缓慢，身体伸展过程中保持自然呼吸，不要憋气。

第 4 章

膝关节稳定性锻炼策略 ▼ 核心练习

● 仰卧雨刮

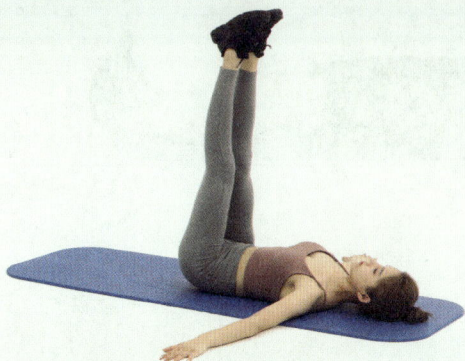

1 练习者仰卧于地面，双臂张开平放在地面上，髋关节屈曲至 90°，身体呈 L 形，双腿伸直指向天花板。

TIPS

该动作可通过改变练习形式来增加练习难度，例如通过控制下落幅度来改变练习难度，或在下肢中间夹一个药球。

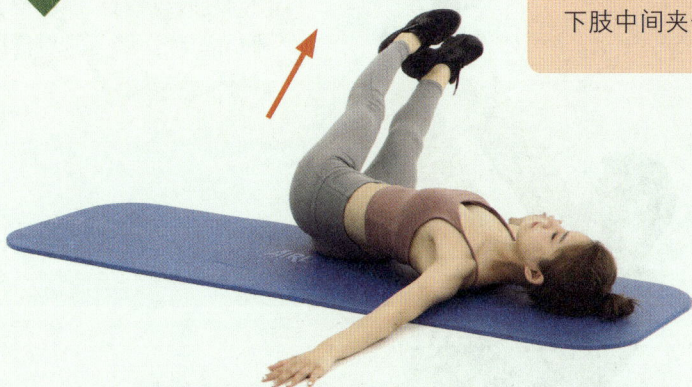

2 练习者保持身体稳定，自然呼吸，下肢缓慢向身体一侧倾斜下落至最低点（不能再下落的位置），然后立刻抬起双腿，回到起始姿势。

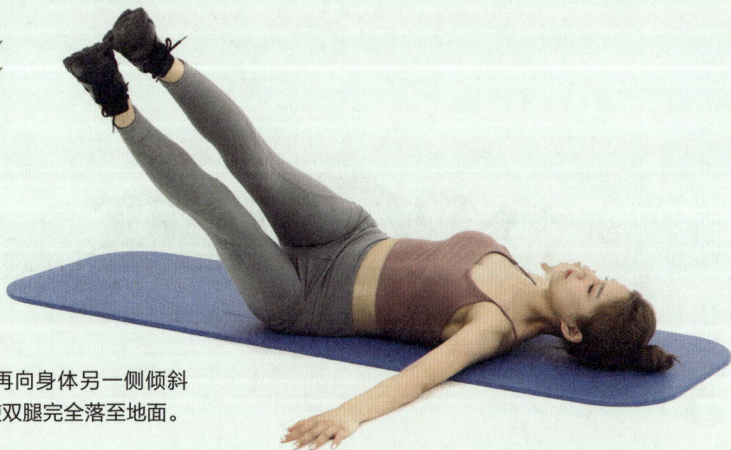

3 稍微停顿后，下肢再向身体另一侧倾斜下落。练习时不要使双腿完全落至地面。

● 六点跪撑位对侧肢体屈伸

TIPS

该动作可以通过改变练习形式来增加练习难度，例如可以在对侧上下肢处绑一根弹力带或在BOSU球上进行练习。

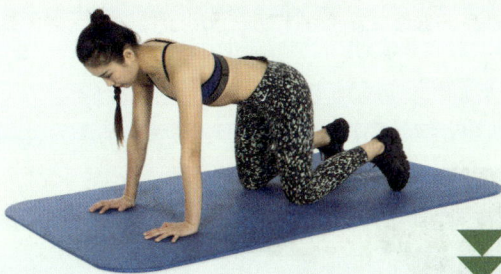

第 4 章

膝关节稳定性锻炼策略 ▼ 核心练习

1 练习者呈六点跪撑位，双腿与肩同宽，下肢髋关节、膝关节屈曲支撑于地面，大腿与地面垂直，脚尖触地，双臂伸直垂直支撑于地面，腹部略微收紧。

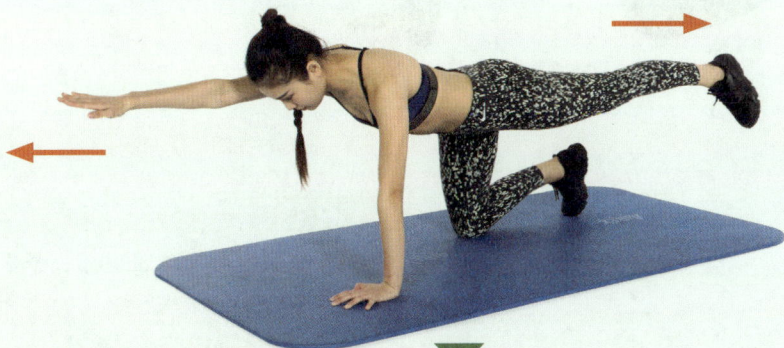

2 练习者保持身体平衡稳定，一侧手臂与其对侧腿伸展，将身体拉长，稍做停顿。

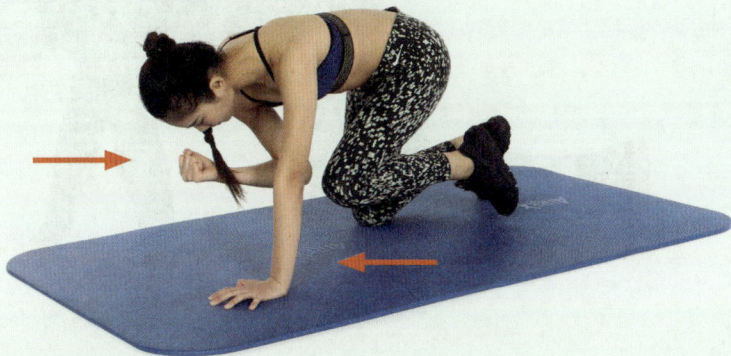

3 屈曲收回步骤 2 中伸展的手臂和腿，并使其肘关节与膝关节互相靠近。回到起始姿势后，换另一侧手臂与其对侧下肢进行练习。

● 熊爬

1 练习者双腿与肩同宽，双臂伸直垂直撑于地面，下肢髋关节、膝关节屈曲，脚趾支撑于地面，膝关节悬空，躯干与地面平行，身体呈四点支撑位。

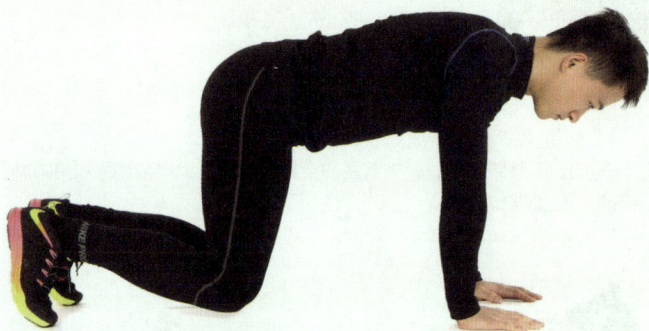

TIPS

该动作可以在腰背部放一个泡沫轴，在练习时保证泡沫轴平衡稳定，以此来增加练习难度。

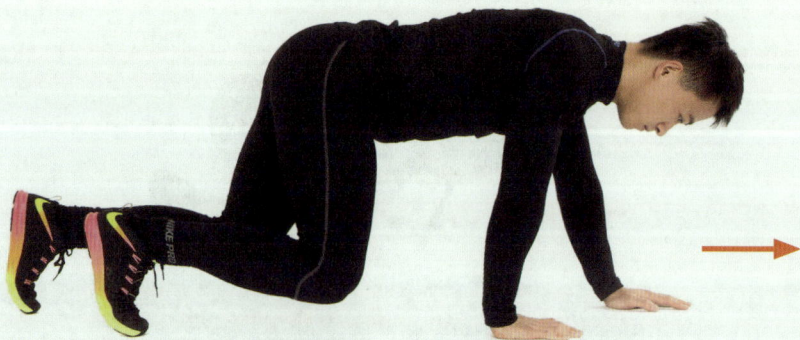

2 练习者保持身体平衡，腹部收紧，形似动物爬行，上、下肢交替向前移动。练习时保持躯干与地面平行，切忌上下浮动或左右晃动。

● 三点支撑位阻力对抗

TIPS

该动作可以通过改变阻力与方向来增加练习难度。

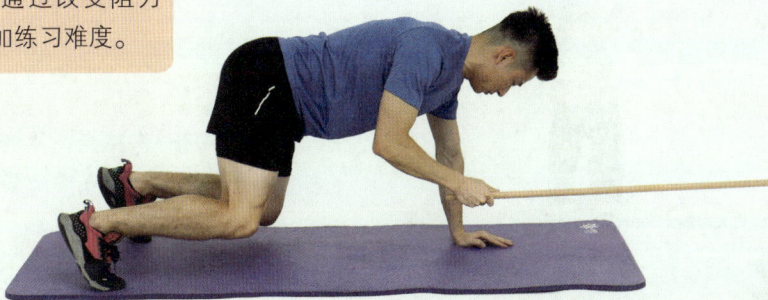

练习者呈跪姿，双腿与肩同宽，髋关节、膝关节屈曲，脚趾支撑于地面，膝关节悬空，躯干平直。一侧手臂伸直垂直于地面，身体呈三点支撑位，另一侧手抓住前方弹力带或无轨迹阻力绳索或同伴手中的木杆。练习者保持身体平衡稳定，持续拉动弹力带或无轨迹阻力绳索对抗其阻力，或者对抗同伴施加的力量。练习时保持躯干与地面平行，切忌上下浮动或左右晃动。换另一侧执行同样的动作。

● 双膝跪地斜上拉

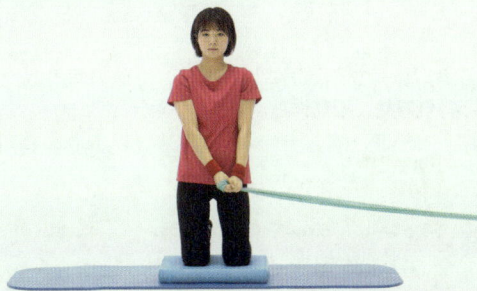

1 练习者双膝跪于平衡垫上，大腿与躯干垂直于地面。将弹力带的一端固定在身体一侧低处（或由同伴握住），保持适当阻力。练习者在身体前侧用双手抓住弹力带。

TIPS

练习时保持身体平衡稳定，自然呼吸，身体在中立位，不要被弹力带阻力拉至变形。可调整弹力带阻力或跪立在BOSU球上来增加练习难度。

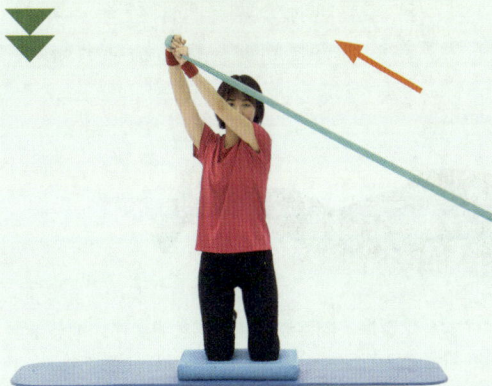

2 练习者保持身体平衡稳定，用力将弹力带斜向上拉至胸前，再继续斜向上拉至对侧头顶位置。回到起始姿势，换另一侧执行同样的动作。

● 双膝跪地斜下劈

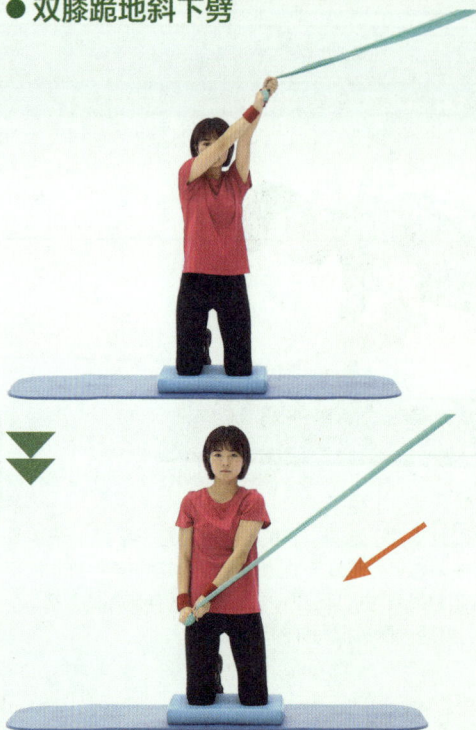

1 练习者双膝跪于平衡垫上，大腿与躯干垂直于地面。将弹力带的一端固定在身体一侧高处（或由同伴握住），保持适当阻力。练习者在身体一侧用双手抓住弹力带。

TIPS

练习时保持身体平衡稳定，自然呼吸，身体在中立位，不要被弹力带阻力拉至变形。可调整弹力带阻力或跪立在BOSU球上来增加练习难度。

2 练习者保持身体平衡稳定，用力将弹力带斜向下拉至胸前，再继续斜向下拉至对侧髋关节位置。回到起始姿势，换另一侧执行同样的动作。

● 双膝跪姿健腹轮离心拉长

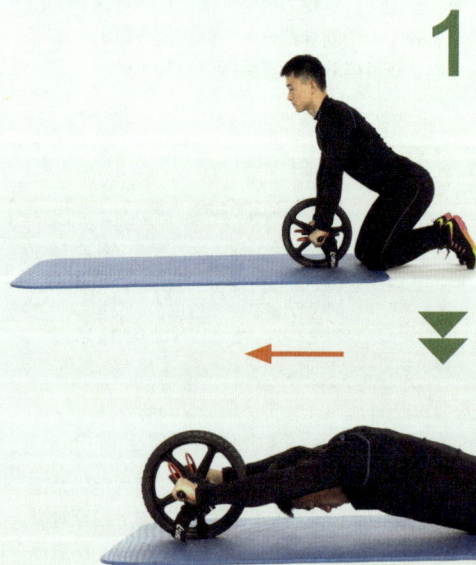

1 练习者双膝跪立于地面，腹部收紧，下肢与肩同宽，双手持健腹轮，双臂伸直。

TIPS

该动作可以通过改变练习形式来增加练习难度，例如双脚支撑于地面进行练习或脚下踩住滑行盘练习，此时需要有同伴在场，并在练习者腰间绑一根超级弹力带保护练习者。

2 保持腰背部平直，腹部收紧，自然呼吸，双手握住健腹轮缓慢向前移动，伸膝伸髋至身体约成一条直线。该动作主要强化腹部肌群离心控制能力，若练习者无法将健腹轮拉回，可以只进行向前移动。

核心力量练习

根据肌肉收缩形式，力量练习可分为等长、向心和离心三种练习方式。在核心稳定性练习中，更多的是核心肌群的等长收缩与离心收缩练习。在核心力量练习中，主要发展更强的核心肌群向心或离心力量，强调核心肌群向心或离心运动，即脊柱在全活动范围内进行的动态向心或离心运动，并且需运用之前学习的腹式呼吸模式配合练习。人体生理系统适应能力是力量获得的基础，核心力量练习应遵循循序渐进的练习原则，需逐渐增加练习负荷和动作难度。

● 卷腹

1 练习者仰卧于地面，双腿与肩同宽，髋关节、膝关节屈曲，脚掌平放于地面，腰背部贴于地面，双手抱头。

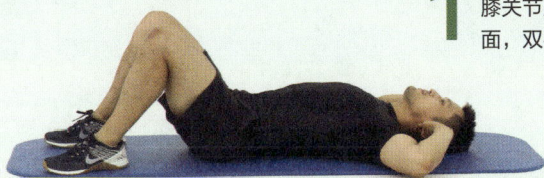

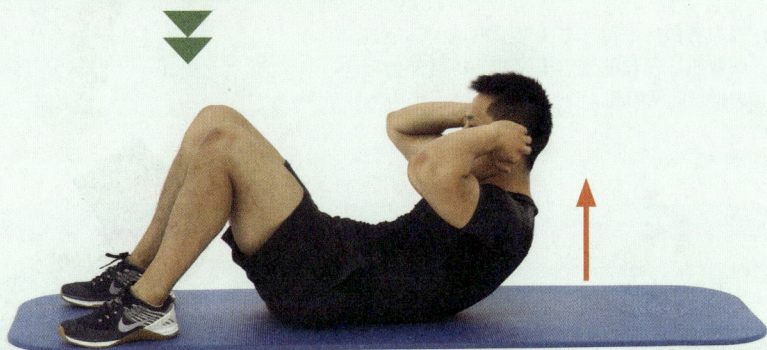

2 练习者保持下腰部紧贴地面，呼气，腹直肌上侧收缩使躯干屈曲，上背部抬起，眼睛看向膝关节方向。

> **TIPS**
>
> 该动作可以通过改变练习姿势、增加练习负荷以及延长躯干下落时间来增加练习难度，例如：
> a.在带有倾斜角度的腹肌凳上，在腋窝下套一根弹力带，同伴在头顶方向拉住弹力带，给予阻力；
> b.胸前抱一个哑铃或杠铃片；
> c.在躯干下落时延长离心收缩时间。

●反向卷腹

1 练习者仰卧于地面，双腿并拢，髋关节、膝关节屈曲，大腿垂直于地面，腰背部贴于地面，双手自然平放于身体两侧。

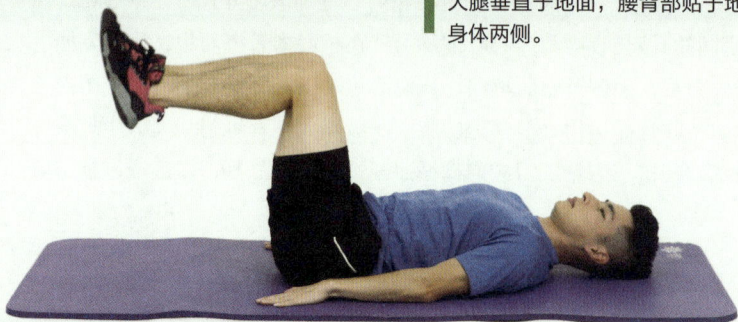

2 练习者保持上背部与头部紧贴地面，呼气，腹直肌下侧收缩使躯干屈曲，将臀部抬起，大腿拉向胸腹部。

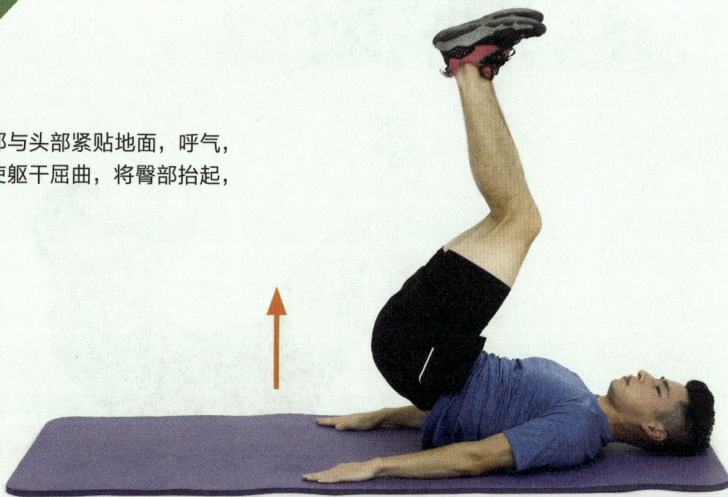

TIPS

该动作可以通过增加练习负荷以及延长躯干下落时间来增加练习难度，例如：
a.在腹股沟处套一根弹力带，同伴在下肢方向拉住弹力带，给予阻力；
b.在躯干下落时延长离心收缩时间。

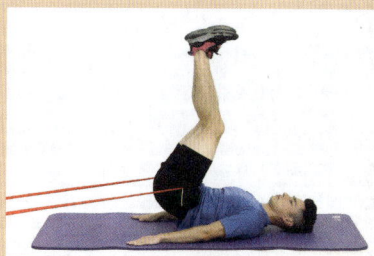

● 反向卷腹提膝

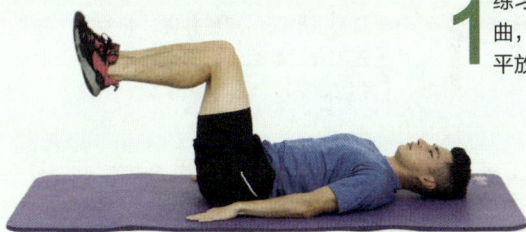

1 练习者仰卧于地面，双腿并拢，髋关节、膝关节屈曲，大腿垂直于地面，腰背部贴于地面，双手自然平放于身体两侧。

2 练习者保持上背部与头部紧贴地面，呼气，腹直肌下侧收缩使躯干屈曲，将臀部抬起，大腿拉向胸腹部。

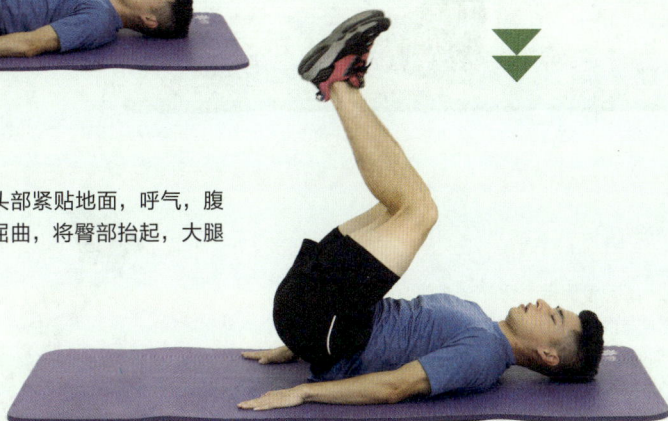

3 双腿伸直向上蹬。

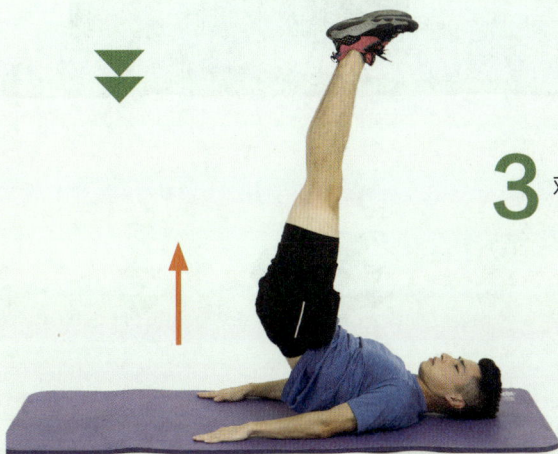

TIPS

该动作可以通过增加练习负荷以及延长躯干下落时间来增加练习难度，例如：
a.在脚踝处绑一对沙袋增加负重；
b.与同伴一起练习，在向上蹬腿时同伴通过弹力带施加阻力；
c.在躯干下落时延长离心收缩时间。

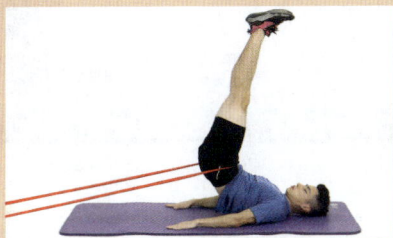

● 反向卷腹提膝转体

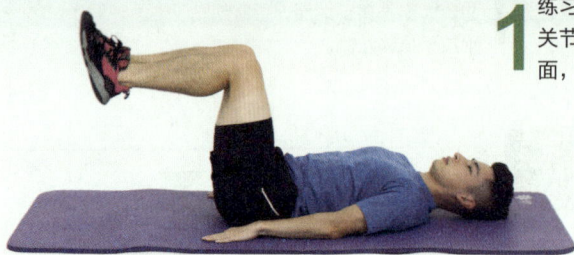

1 练习者仰卧于地面，双腿并拢，髋关节、膝关节屈曲，大腿垂直于地面，腰背部贴于地面，双手自然平放于身体两侧。

2 练习者保持上背部与头部紧贴地面，呼气，腹直肌下侧收缩使躯干屈曲，将臀部抬起，大腿拉向胸腹部。

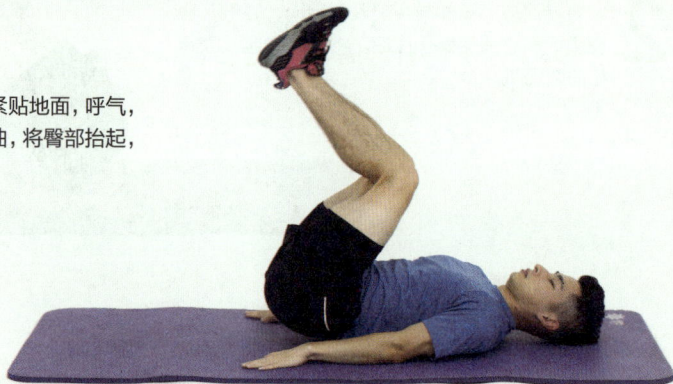

TIPS

该动作可以通过增加练习负荷以及延长躯干下落时间来增加练习难度，例如：
a.在脚踝处绑一对沙袋增加负重；
b.在躯干下落时延长离心收缩时间。

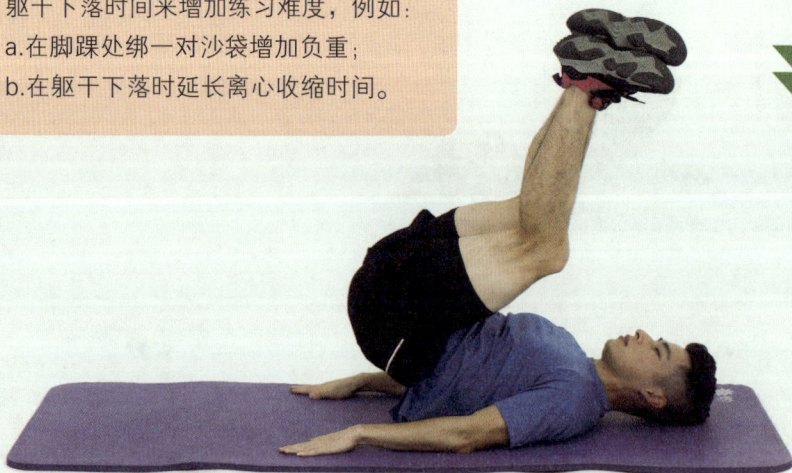

3 双腿伸直向上蹬的同时，腹内、外斜肌收缩使身体进行一个转体动作，再换一个方向进行转体。

● 平板支撑收腹顶髋

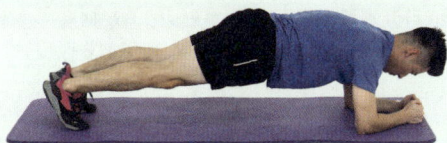

1 练习者俯卧于地面，肩、肘关节屈曲，上臂垂直撑于地面，下肢伸直，脚趾支撑于地面，腹部收紧，髋关节向上抬，呈平板支撑姿势。

TIPS

该动作可以通过增加练习负荷以及延长髋关节下落时间来增加练习难度，例如：
a.在髋关节处绑一个沙袋；
b.在髋关节下落时延长离心收缩时间。

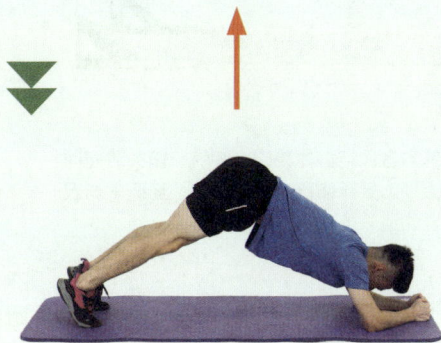

2 练习者保持身体稳定，呼气，腹部收紧，将髋关节向上抬起。

● 悬吊手撑屈膝收腹

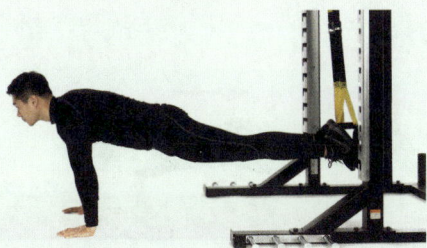

1 练习者双臂伸直垂直支撑于地面，双脚搭在悬吊带上，腹部收紧使髋关节上抬，呈平板支撑姿势。

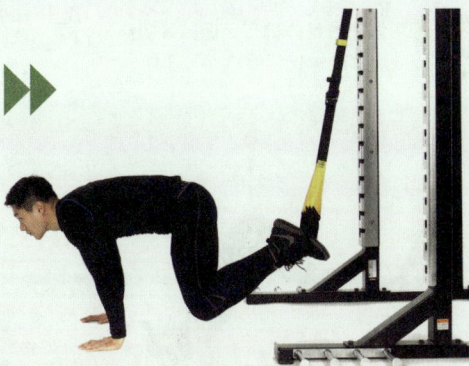

2 练习者保持身体稳定，呼气，腹部收缩使躯干、髋关节屈曲，将大腿拉向胸腹部。

TIPS

该动作可以通过增加练习负荷以及延长躯干伸展时间来增加练习难度，例如：
a.在双脚位置绑一根弹力带，将弹力带另一端固定在远离双脚的位置，收腹屈曲时对抗弹力带拉力；
b.在伸展时延长离心收缩时间。

第 4 章

膝关节稳定性锻炼策略 ▼ 核心练习

133

● 悬吊手撑收腹

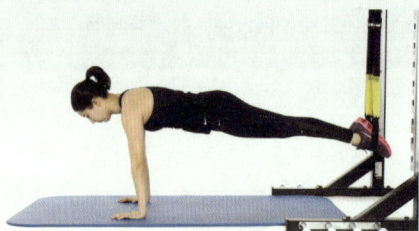

1 练习者双臂伸直垂直支撑于地面，双脚搭在悬吊带上，腹部收紧将髋关节上抬，呈平板支撑姿势。

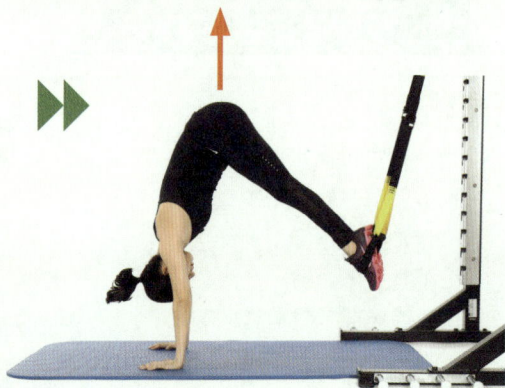

2 练习者保持身体稳定，呼气，髋关节屈曲上顶，双腿伸直拉向胸腹部，至躯干与双臂约成一条直线，垂直于地面。

● 悬吊肘撑锯式拉长收腹顶髋

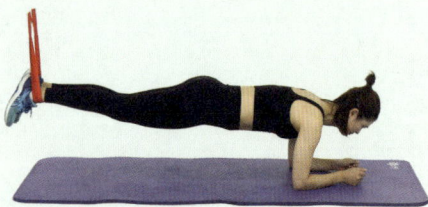

1 练习者双臂屈曲，肘关节支撑于地面，双脚搭在悬吊的弹力带上，腹部收紧将髋关节上抬，呈平板支撑姿势。

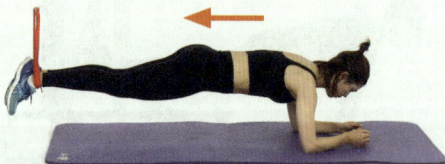

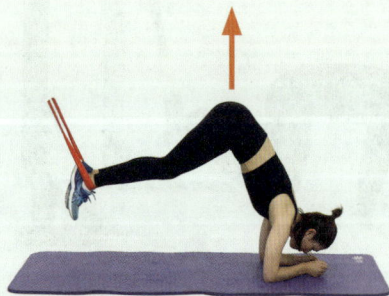

2 练习者保持身体稳定，保持呼吸自然，缓慢向后移动拉长，保持1～3秒。

3 练习者腹部收紧，呼气，将身体拉回并将髋关节向上抬。

TIPS

该动作可以通过增加练习负荷以及延长躯干下落及拉长时间来增加练习难度，例如：

a.在髋部绑一个沙袋；

b.在躯干拉长和下落时延长离心收缩时间。

● 侧撑顶髋

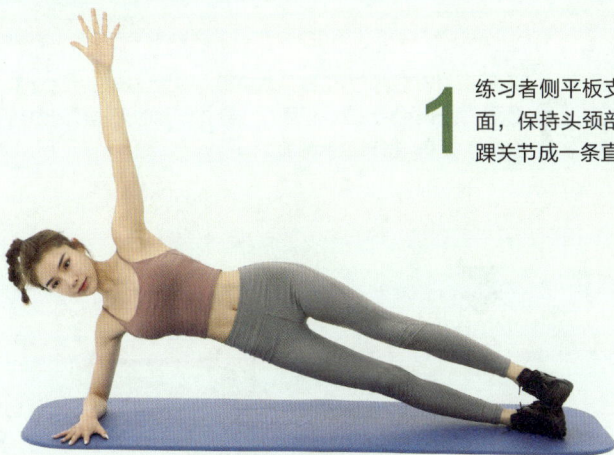

1 练习者侧平板支撑，一侧手臂肘关节支撑于地面，保持头颈部、肩关节、髋关节、膝关节、踝关节成一条直线，另一侧手臂伸直上举。

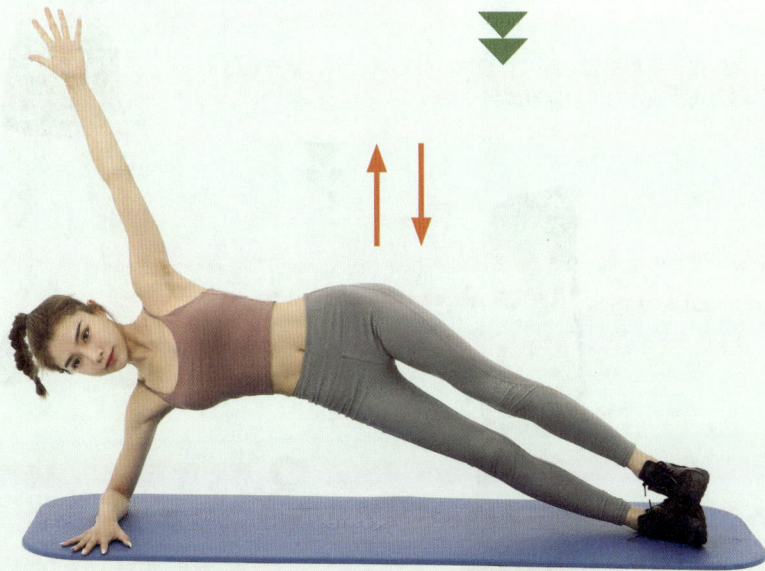

2 练习者保持身体平衡稳定，呼气，髋关节主动抬高。

TIPS

该动作可以通过增加练习负荷以及延长躯干下落时间来增加练习难度，例如：
a.在髋部绑一个沙袋；
b.延长躯干下落时间。

● 站姿转体

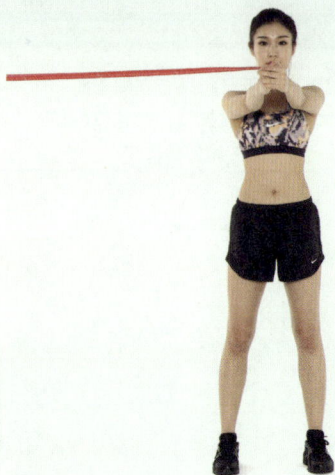

1 该练习动作需要弹力带或无轨迹阻力绳索。练习者站立于地面，躯干保持直立，双手抓住身体一侧的无轨迹阻力绳索或弹力带，将其拉至胸前。

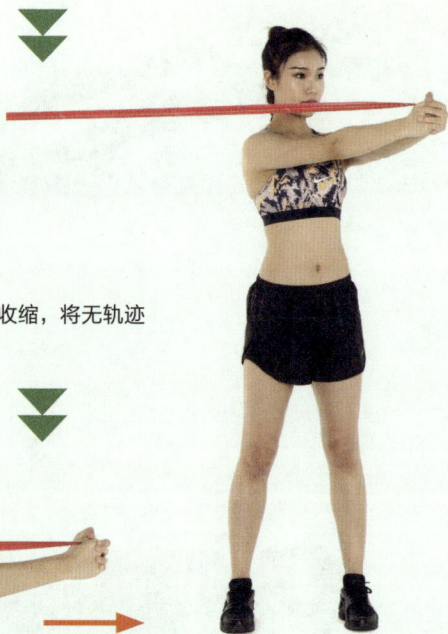

2 保持身体平衡稳定，呼气，腹内、外斜肌收缩，将无轨迹阻力绳索或弹力带拉向身体另一侧。

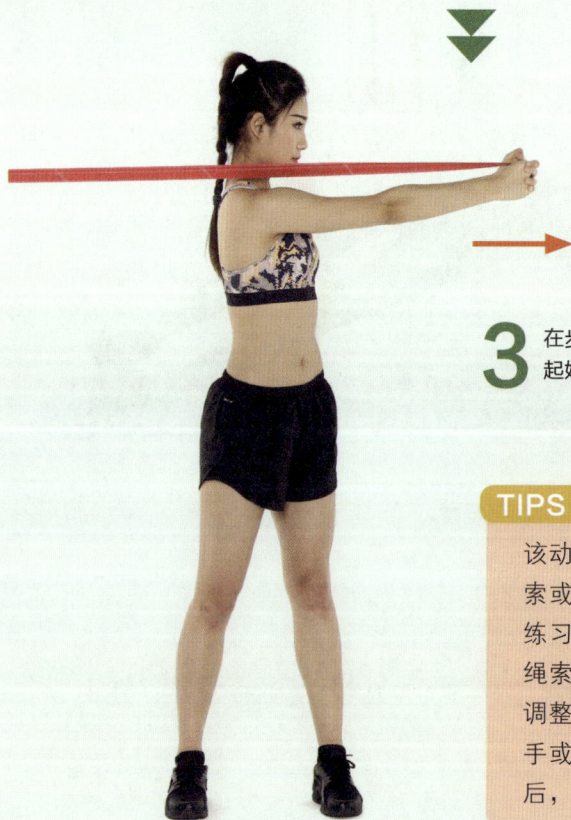

3 在步骤 2 的基础上，完成转体 90°。回到起始姿势，换另一侧执行同样的动作。

TIPS

该动作可以通过增加无轨迹阻力绳索或弹力带阻力来增加练习难度。练习者也可以转体面对无轨迹阻力绳索或弹力带，上臂与躯干贴紧，调整绳索和弹力带阻力，使绳索把手或弹力带置于胸前保持一定阻力后，双手将其拉向身体另一侧。

● 坐姿转体

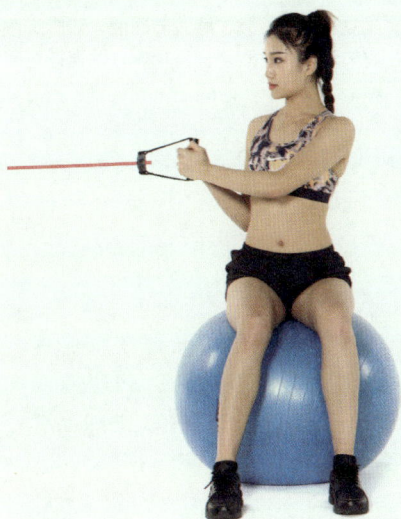

1 该练习动作需要弹力带或无轨迹阻力绳索。练习者坐在瑞士球上，躯干保持直立。无轨迹阻力绳索或弹力带固定在练习者身体一侧。练习者转体面对绳索或弹力带，抓住绳索把手或弹力带。

2 练习者保持身体稳定，呼气，腹内、外斜肌收缩，将绳索把手或弹力带拉至胸前。

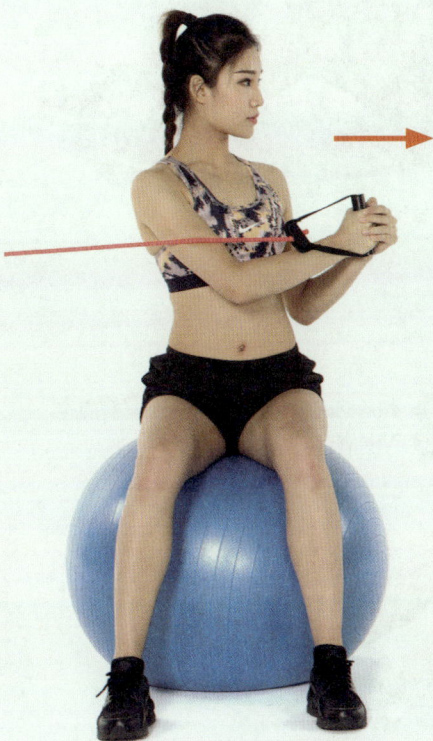

3 练习者继续保持身体平衡稳定，将绳索把手或弹力带拉向身体另一侧。回到起始姿势，换另一侧执行同样的动作。

TIPS

该动作可以通过增加绳索或弹力带阻力来增加练习难度。

● 俄罗斯转体

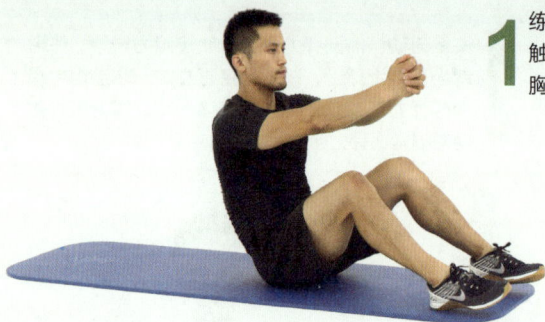

1 练习者坐立于地面，髋、膝关节屈曲，双脚脚跟触地，肩关节屈曲，双手交叉相握，两臂伸直于胸前，躯干挺直。

TIPS

该动作可通过在胸前抱一个杠铃片、药球或双脚悬空坐在BOSU球上增加练习难度。

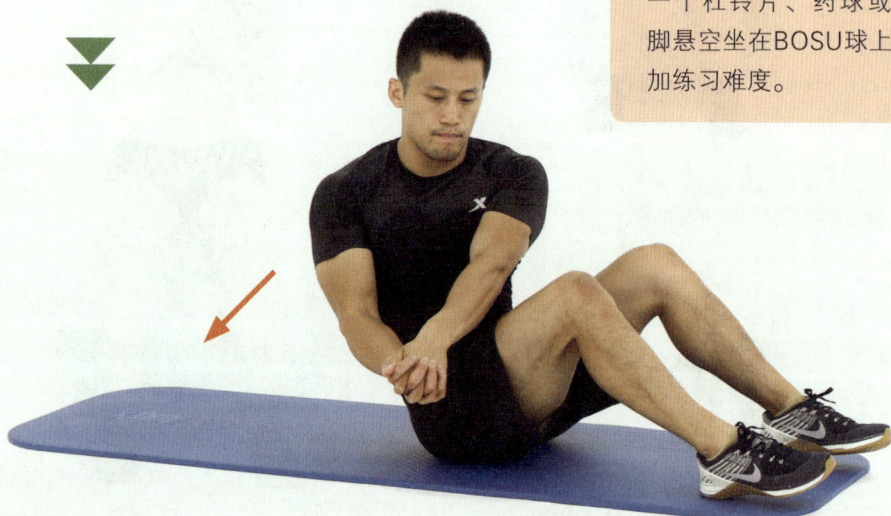

2 保持身体平衡稳定，呼气，腹内、外斜肌收缩，胸椎旋转带动手臂摆动至身体一侧。

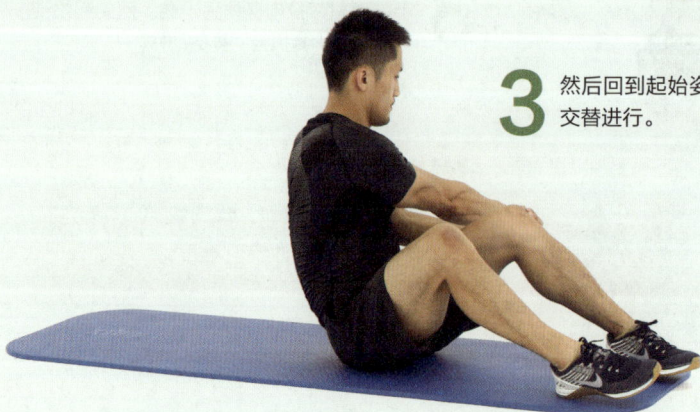

3 然后回到起始姿势，再向另一侧旋转，交替进行。

● 仰卧瑞士球负重转体

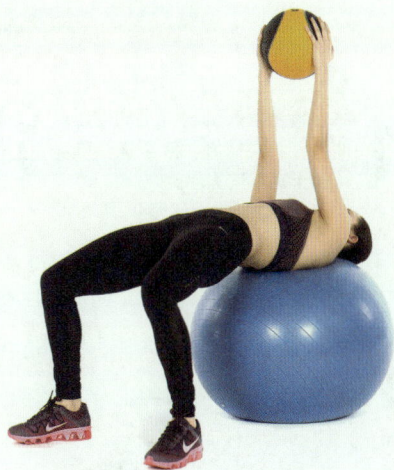

1 练习者肩背部仰卧在瑞士球上，双腿略比肩宽，膝关节屈曲，双脚支撑于地面；下腰部及臀肌收紧，保持躯干、大腿与地面平行；双臂伸直，双手抓住哑铃或药球（带把手的杠铃片也可以），垂直于身体。

TIPS

练习时始终保持躯干平衡稳定，臀部切忌下沉。

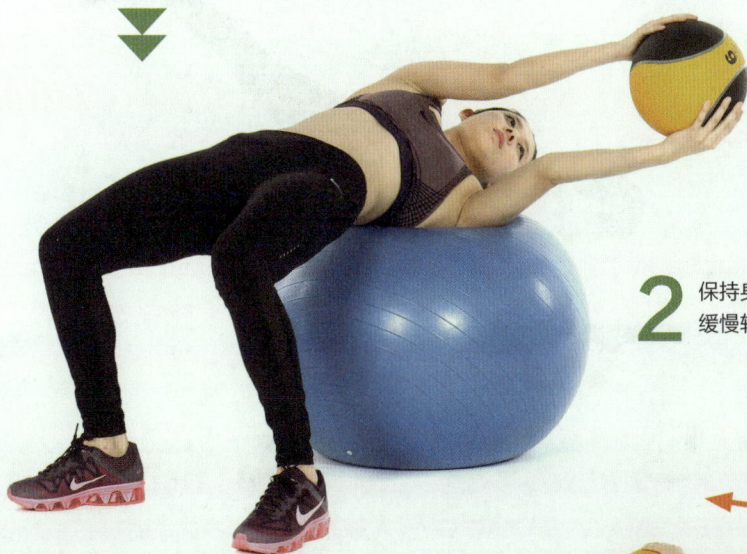

2 保持身体平衡稳定，呼气，缓慢转体至身体一侧。

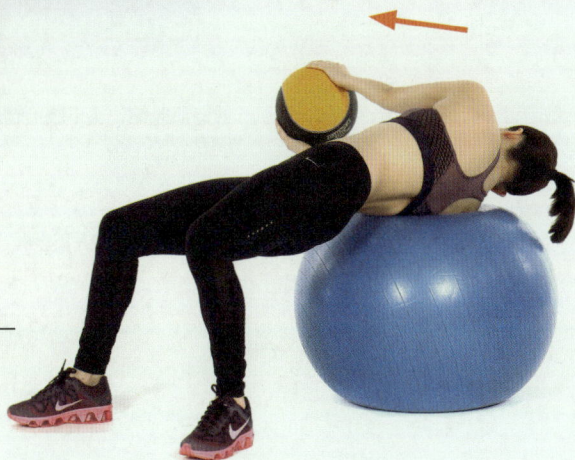

3 吸气，回到起始姿势后再向另一侧转体。左、右交替转体。

膝关节稳定性锻炼策略 ▼ 核心练习

● 俯卧伸髋

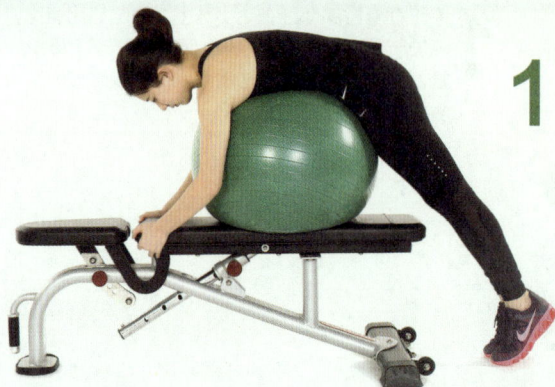

1 练习者俯卧在健身凳上的瑞士球上，双腿伸直，脚尖撑地，双手抓住健身凳的两边（瑞士球前下方）。

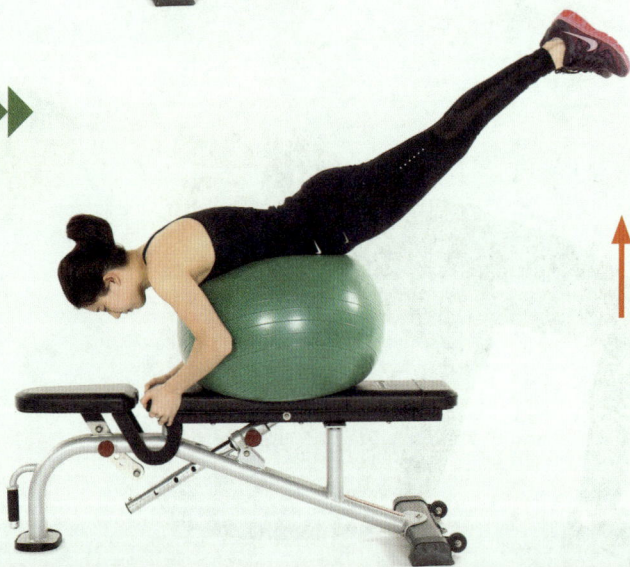

2 练习者保持身体稳定，呼气，臀肌、腰背肌收缩，将下肢抬起。

TIPS

该动作可以通过增加练习负荷以及延长下肢下落时间来增加练习难度，例如：

a.在脚踝处绑一对沙袋；

b.在下肢下落时延长离心收缩时间。

● 弹力圈侧行走

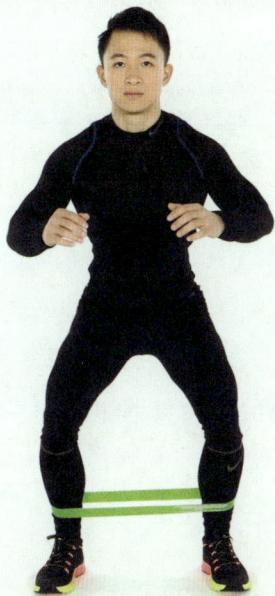

1 练习者站立于地面，将一根弹力圈套在膝关节上方或脚踝上，双腿分开略比肩宽，脚尖朝前与膝关节方向一致，腰背部平直，双手屈肘于胸前，髋关节、膝关节微屈。

2 保持腹部收紧，腰背部平直，微微抬起一侧腿，另一侧腿推动身体侧向跨步移动，同时把弹力圈撑开，练习过程中保持呼吸自然。双腿分开保持弹力圈张力，连续向一侧移动后换另一侧执行同样的动作。

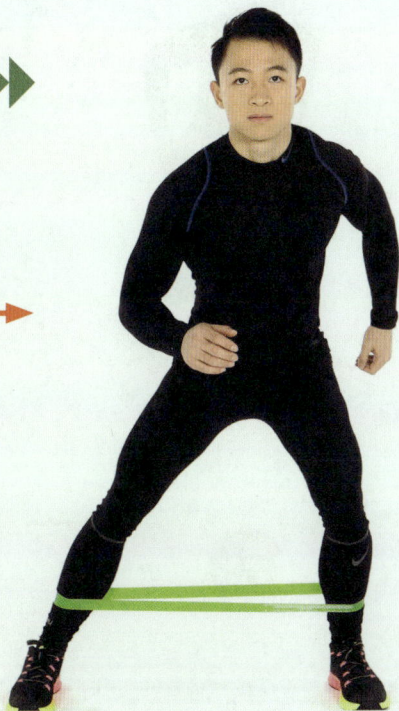

TIPS
可以在膝关节和踝关节处都套上弹力圈，增加练习难度。

核心爆发力练习

爆发力可以理解为力的生成速率，需要目标肌群快速向心收缩，是运动爱好者以及运动员提升运动表现的最终素质。核心爆发力就是指核心肌群力量的生成速率。练习者若是追求更好的运动表现，必须具备良好的核心稳定性和核心力量，这一练习层级将会涉及。本书主要介绍膝关节稳定性练习，故核心爆发力仅简要介绍。

● 旋转扔球

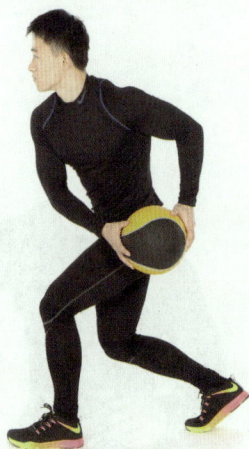

1 练习者站立于地面，双腿一前一后分开略比肩宽，髋关节、膝关节微屈，双手抱住一个药球于身体一侧。

2 保持身体稳定，呼气，迅速旋转躯干将药球向前抛出。回到起始姿势，换另一侧执行同样的动作。

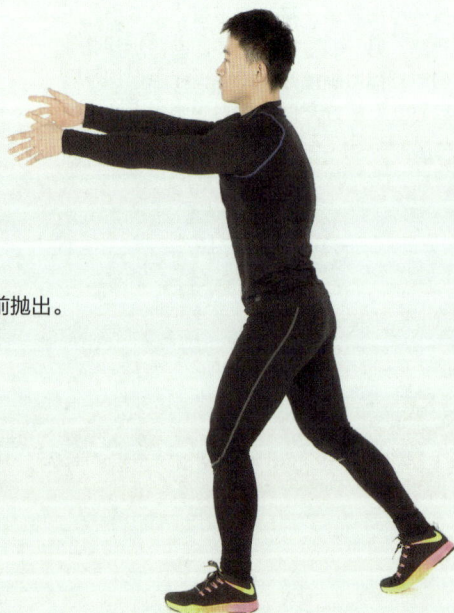

● 向下砸球

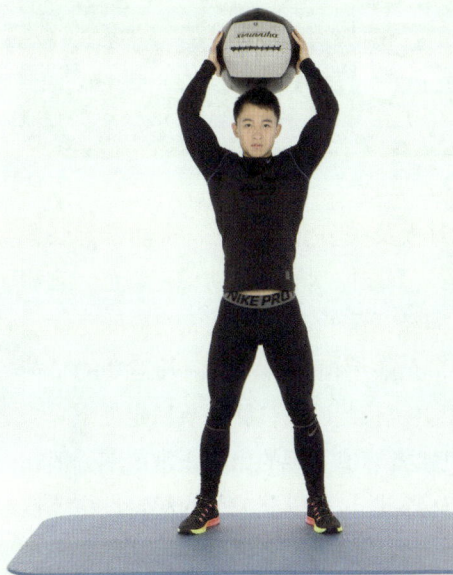

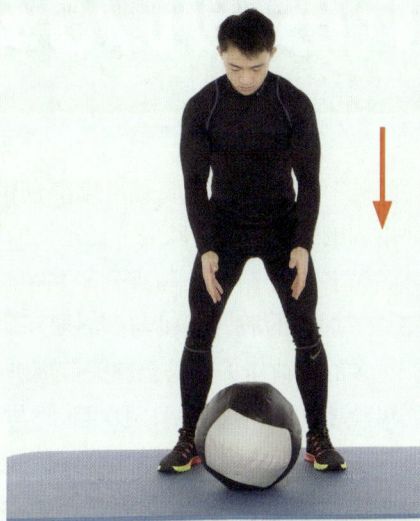

1 练习者站立于地面，双腿略比肩宽，双手抱住一个药球置于头顶。

2 保持身体稳定，呼气，迅速收腹弯腰，将药球砸向地面。

● 过顶后抛

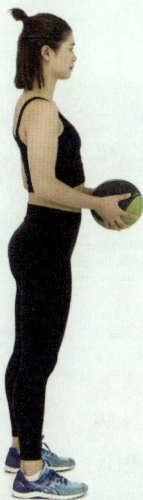

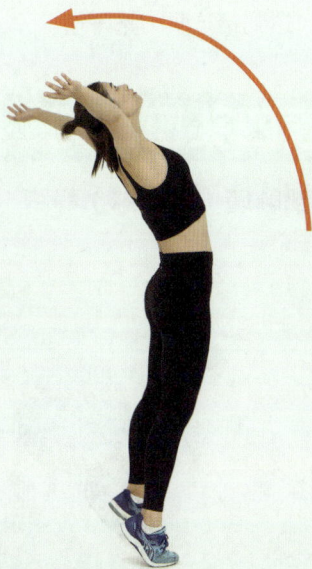

1 练习者站立于地面，双手抱住一个药球于腹前。

2 保持身体稳定，髋关节、膝关节微屈下蹲，呼气，向上蹬腿，同时将药球向后上方抛出。

下肢肌力练习

膝关节的被动稳定装置由周围韧带、半月板及关节囊等组成，主动稳定装置主要由周围肌肉组成。膝关节稳定性的基础是"不被控制的"被动稳定装置，它使得膝关节各部分结构正确排列，并在肌肉与神经系统的参与下完成相应的运动。当膝关节周围的股四头肌与腘绳肌肌力减退，无法承担其日常生活及运动的负荷时，过多的负荷压力转移至膝关节周围软组织上，长此以往，膝关节稳定性下降，损伤风险增加。研究表明，股四头肌与腘绳肌二者峰值力矩的比值正常范围一般在50%~60%，比值过高或过低均会影响膝关节稳定性。所以膝关节的稳定性主要依赖于周围韧带、半月板、关节囊等被动稳定装置的完整性和股四头肌、腘绳肌等主动稳定装置的拮抗力量的平衡，以及神经系统的控制。因膝关节周围韧带、半月板、关节囊等无法通过人为因素改变，所以我们能做的就是维持膝关节周围拮抗肌（股四头肌与腘绳肌）肌力力量的平衡，膝关节周围肌肉力量增强可以对膝关节周围韧带、半月板、关节囊等起保护作用。回看整个下肢关节，根据相邻关节理论，膝关节的相邻关节肌肉失衡同样会导致膝关节稳定性下降，故应对力量薄弱的肌肉进行肌力训练，达到拮抗肌力量平衡。

股四头肌练习

● 臀部触墙（瑞士球）静蹲

练习者站立于地面，背朝墙面，双脚与肩同宽，膝关节指向与第二、三脚趾方向一致；髋、膝关节屈曲，身体重心下降，小腿约垂直于地面，躯干靠于墙面或瑞士球上；主动屈曲髋关节，将臀部靠在墙上或背部靠在瑞士球上，臀部向后移动，同时腹部收紧，腰背部平直。保持上述姿势稳定不动，直至力竭后停止练习。

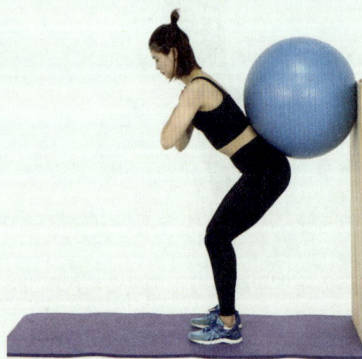

TIPS

a.此练习可以进行单侧腿静蹲，增加难度。

b.下蹲最大角度为90°；练习者可逐渐增加下蹲角度，即循序渐进地增加难度。

c.每次练习至力竭为一组，间歇1~2分钟再次进行练习，共3~4组。

● 坐姿膝关节抗阻伸展（以固定器械为例）

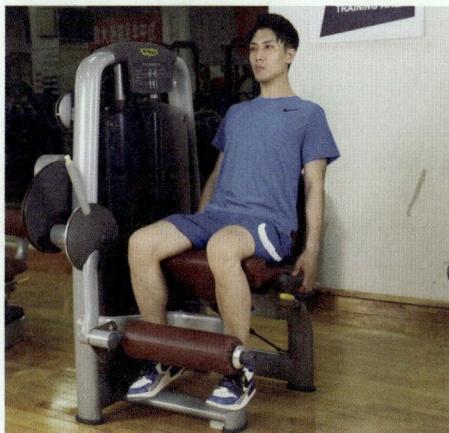

1 练习者坐在股四头肌固定力量练习器械上。

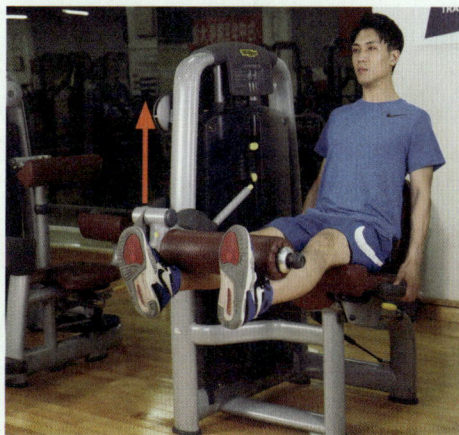

2 调整适当阻力，股四头肌向心收缩，伸展膝关节，进行抗阻练习。

TIPS

a.练习者可以使用超级弹力带进行练习，坐在椅子或跳箱上，将弹力带一端固定在身体后方，另一端套在脚踝处进行伸膝练习。

b.刚开始练习时根据自身实际能力调整阻力，循序渐进地增加负荷。

c.膝关节屈曲还原时可有意识地控制小腿下落速度，使股四头肌进行离心收缩。

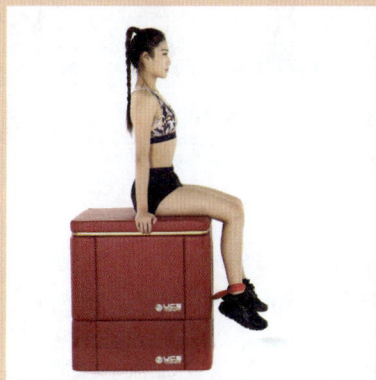 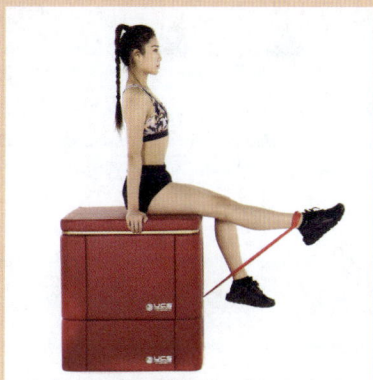

● 站立膝关节抗阻伸展

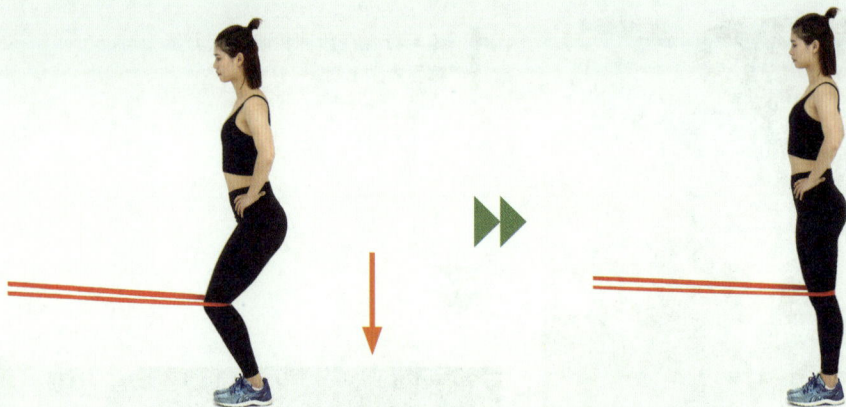

1 练习者寻找一个固定支架（木桩或深蹲架），面对支架双腿并拢站立，双手扶髋或扶住一侧物体保持身体平衡。将弹力带一端绑在固定支架上，另一端套在练习者双腿膝关节腘窝处（练习者双膝微屈 20°～30°）。

2 练习者保持身体稳定，双腿股四头肌收缩，伸展膝关节。

● 颈后深蹲（以弹力带为例）

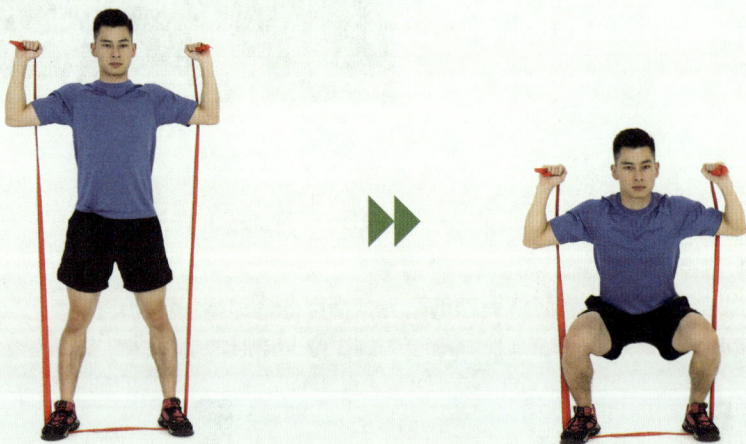

1 练习者站立于地面，双脚与肩同宽并轻微外旋，膝关节指向与第二、三脚趾方向一致。双脚踩住弹力带中间位置，双手在肩后方抓住弹力带两端。

2 髋、膝关节屈曲，腹部收紧，腰背部挺直，降低身体重心至大腿与地面平行。

TIPS

a.锻炼经验不足的练习者可选用箱式深蹲进行练习（"动作模式纠正练习"中有介绍）。

b.有一定锻炼经验的练习者，可以在肩部斜方肌位置放置一个杠铃进行练习。

● 颈前深蹲（以弹力带为例）

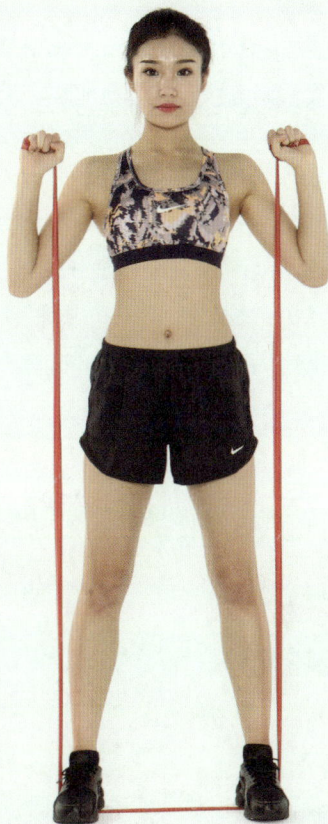

1 练习者站立于地面，双脚与肩同宽并轻微外旋，膝关节指向与第二、三脚趾方向一致。双脚踩住弹力带中间位置，双手抓住弹力带两端，双臂屈曲将弹力带拉向肩前部。

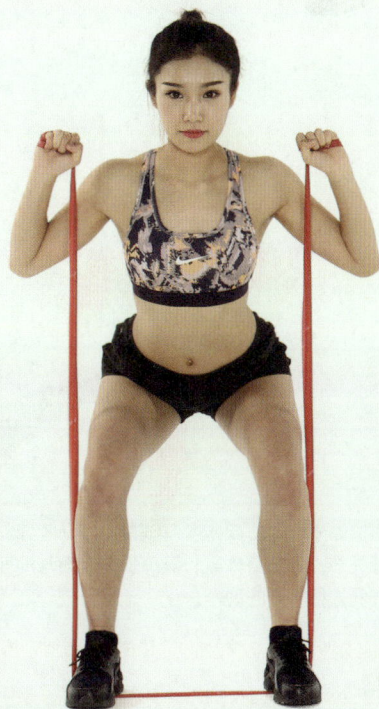

TIPS

a.相比颈后深蹲，颈前深蹲对股四头肌刺激更加明显。

b.练习者可选用高脚杯深蹲作为杠铃颈前深蹲的进阶练习（"下蹲动作模式练习"中有介绍）。

c.有一定锻炼经验的练习者，可以肩前部负重杠铃进行练习。

2 髋、膝关节屈曲，腹部收紧，腰背部挺直，下降身体重心至大腿约与地面平行。

● 弓箭步蹲

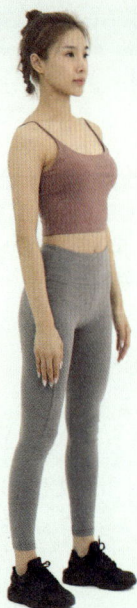

1 练习者站立于地面，双脚与髋同宽，脚尖略旋外，膝关节指向与第二、三脚趾方向一致。

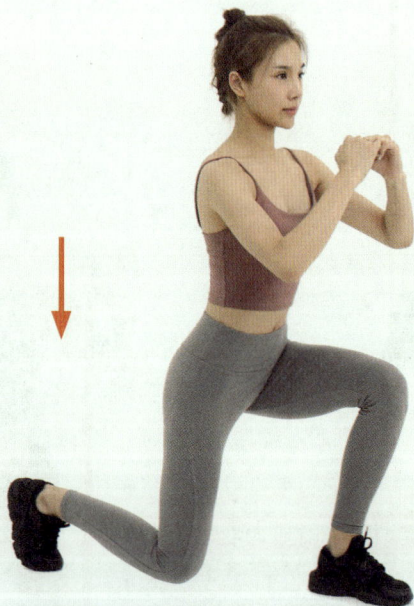

2 双手握拳于胸前；保持腰背挺直，腹部收紧，一侧腿向前迈一步，并屈曲髋、膝关节，后侧腿同时屈曲膝关节；降低身体重心至前侧腿大腿与地面平行，前侧腿膝关节在前脚掌上方。回到起始姿势，换另一侧执行同样的动作。

TIPS

a.练习时前侧支撑腿膝关节指向始终与第二、三脚趾方向一致。

b.重心下降时，练习者可有意识地控制下降速度。

c.可适当增加负重来提高练习强度。

148

● 保加利亚分腿蹲

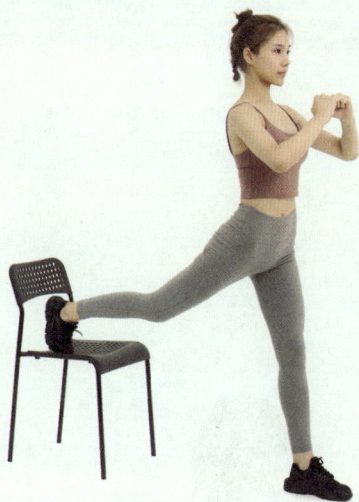

1 此练习需要与膝关节近似等高的物体（跳箱、健身凳或椅子）。练习者在椅子前站立，一侧腿支撑于地面，另一侧腿后伸脚尖搭在后面的椅子上。

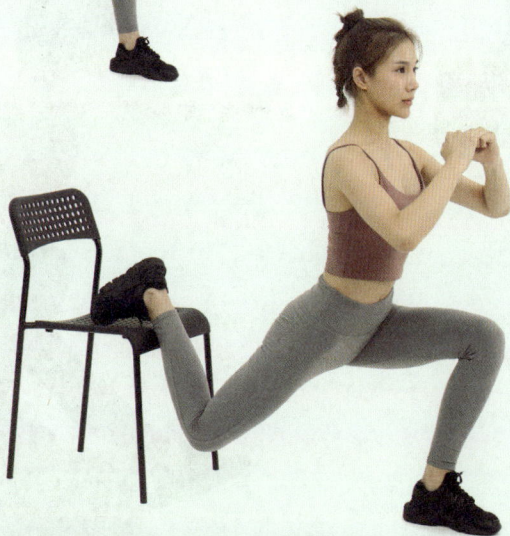

2 支撑腿前后移动调整位置，直至下蹲时膝关节在前脚掌上方；保持身体平衡稳定，腹部收紧，腰背部直立，髋、膝关节屈曲，降低身体重心至大腿与地面平行。回到起始姿势，换另一侧执行同样的动作。

TIPS

a.练习时前侧支撑腿膝关节指向始终与第二、三脚趾方向一致。

b.降低重心时，练习者可有意识地控制下降速度。

c.可适当增加负重来提高练习强度。

● 单腿下蹲

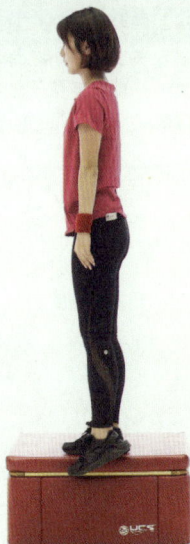

1 被检查者单腿站立于跳箱边缘，支撑腿膝关节指向与第二、三脚趾方向一致，另一侧腿悬空。

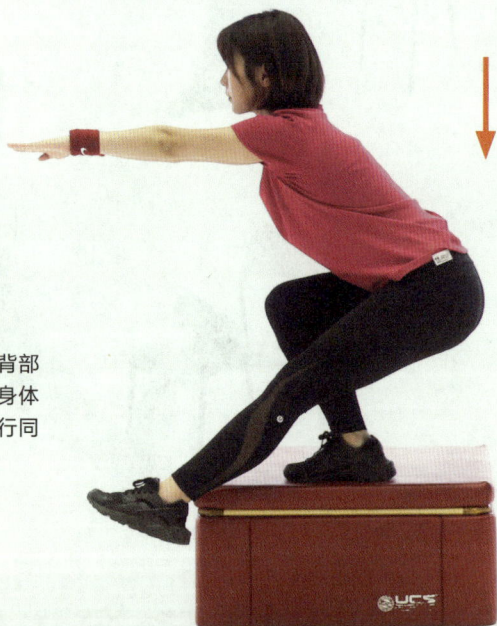

2 保持身体平衡稳定，腹部收紧，腰背部平直，逐渐屈曲髋、膝关节，降低身体重心。回到起始姿势，换另一侧执行同样的动作。

TIPS

a.单腿下蹲对股四头肌的要求很高，股四头肌肌力薄弱的练习者，可进行单腿半蹲。

b.练习过程中，双手可以扶一个支撑物稳定身体平衡。

c.降低重心时，练习者可有意识地控制下降速度。

d.锻炼经验丰富的练习者可以进行负重练习，例如双手于胸前抱一个哑铃或壶铃，或穿上负重背心进行练习。

腘绳肌练习

● 仰卧长距单腿顶髋

1 练习者仰卧于地面，双脚脚跟支撑于地面，双臂贴于地面，髋、膝关节屈曲，大腿与小腿之间的角度约为 30°。

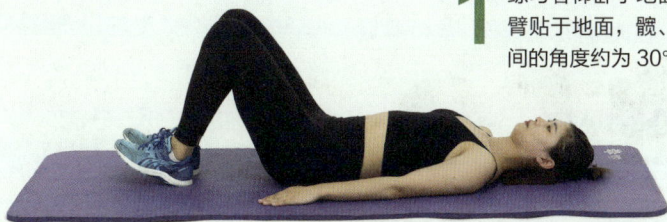

2 一侧腿支撑于地面，另一侧腿上抬悬空，腹部收紧，腰背部紧贴地面。

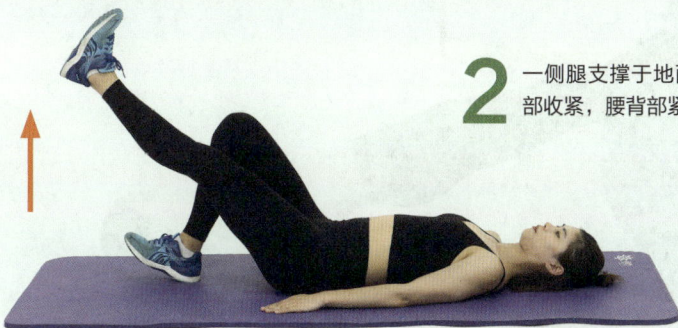

3 保持身体平衡稳定，支撑腿发力蹬起，将髋部向上抬。回到起始姿势，换另一侧执行同样的动作。

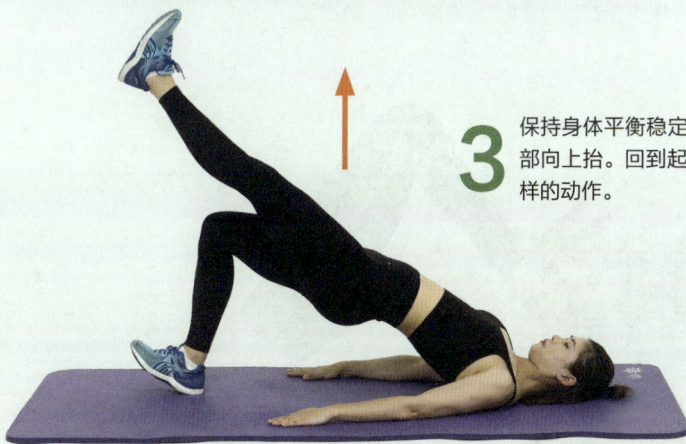

> **TIPS**
>
> a.练习过程中感受腘绳肌强烈的收缩。
> b.练习者可以增加支撑腿膝关节屈曲角度来增加练习难度，也可以在髋部负重增加练习强度。

● 仰卧瑞士球勾腿

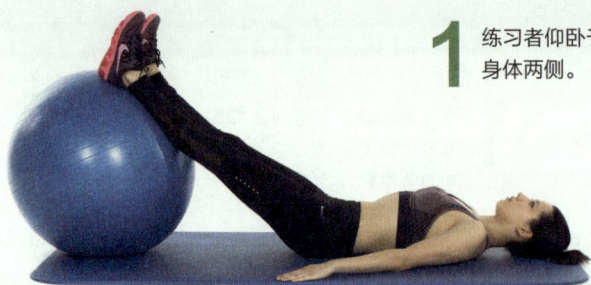

1 练习者仰卧于地面，双脚搭在瑞士球上，双臂放于身体两侧。

TIPS

a.没有瑞士球时可用滑行盘代替。

b.练习中要求髋部不能下沉。

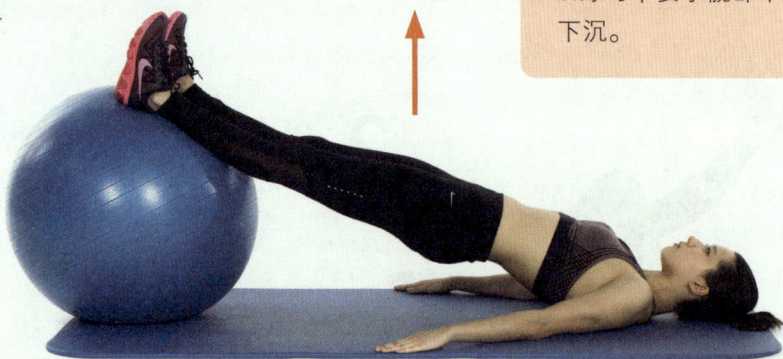

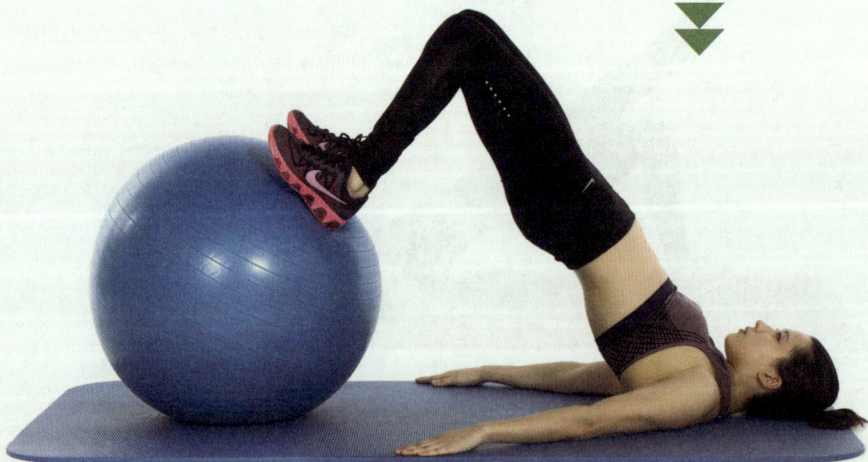

2 练习者腹部收紧，身体后链肌肉收缩，髋部上抬使身体成一条直线。

3 保持身体平衡稳定，腘绳肌收缩将瑞士球向身体方向勾，至膝关节约成 90°。

●俯卧勾腿（以固定器械为例）

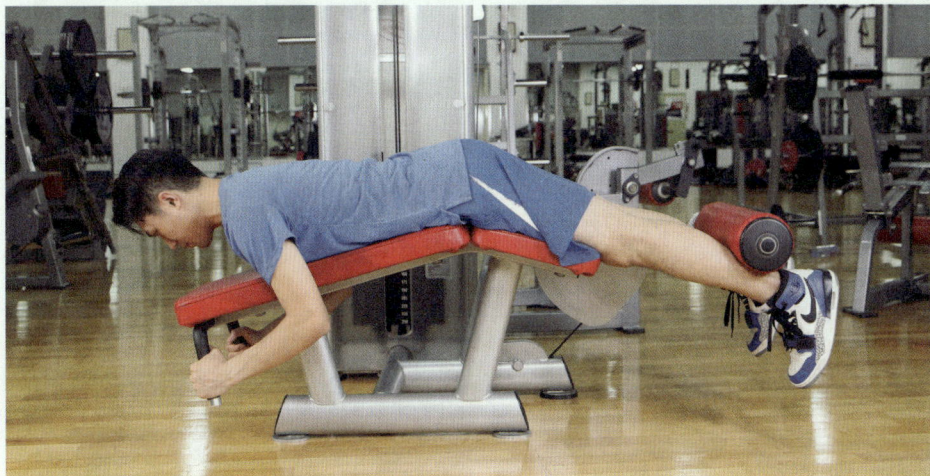

1 练习者俯卧在腘绳肌固定力量练习器械上。

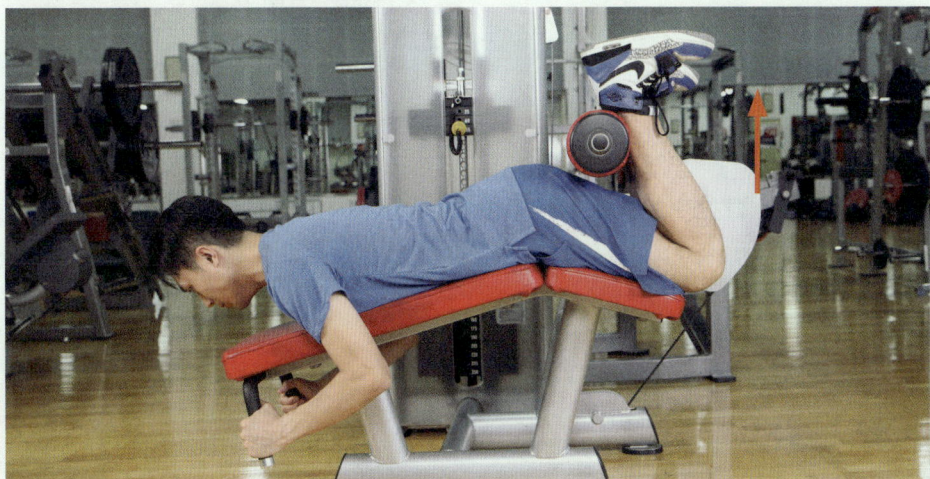

2 调整适当阻力，腹部收紧，腘绳肌收缩勾小腿。

TIPS

a.根据自身实际情况循序渐进地增加阻力负荷。

b.小腿下落过程中要求有意识地控制下落速度。

● 直腿硬拉

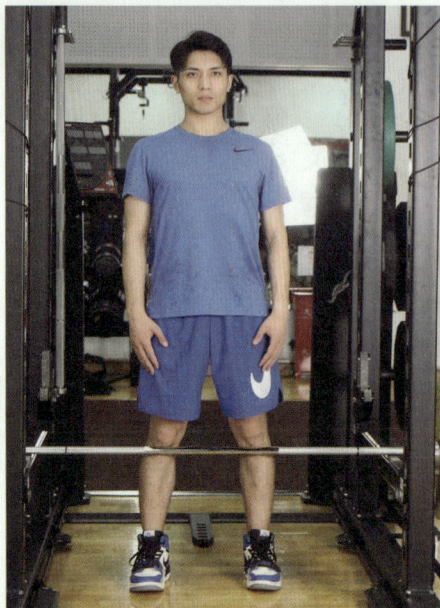

1 练习者站立于地面，双脚与肩同宽，膝关节指向与第二、三脚趾方向一致。

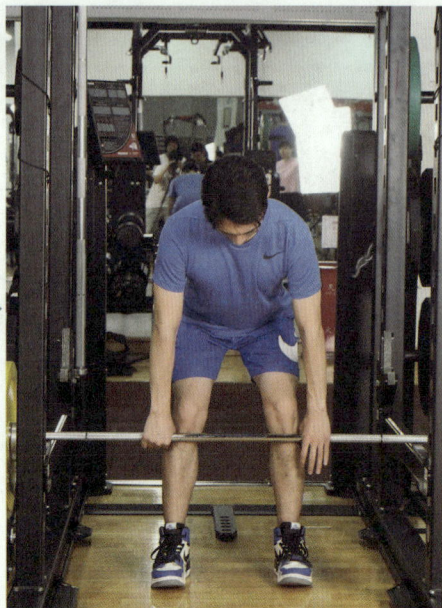

2 保持腰背部平直，腹部收紧，膝关节微屈，小腿垂直于地面，髋关节主动屈曲，向下俯身，双手握住一对哑铃或杠铃杆（握距≈肩宽）。

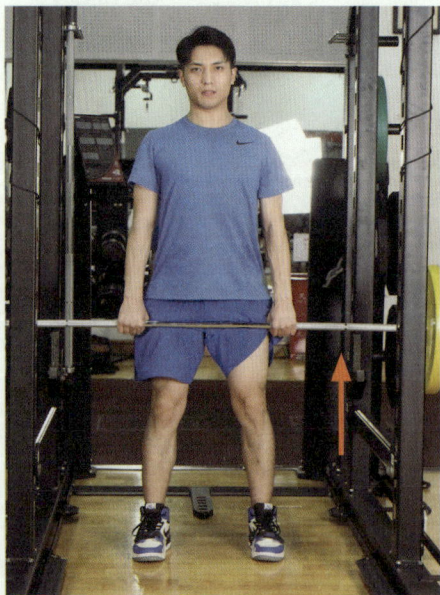

3 伸展髋关节，提拉杠铃杆站起至双腿伸直。

TIPS

a.练习过程中感受腘绳肌强烈的拉长、收缩。

b.根据自身实际情况循序渐进地增加负荷。

● 单腿双臂硬拉

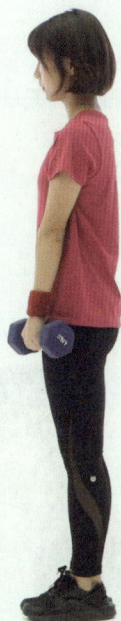

1 练习者站立于地面，双脚并拢，膝关节指向与第二、三脚趾方向一致，双手抓一对哑铃放于身前两侧，腹部收紧，腰背平直。

TIPS

a.练习过程中感受腘绳肌强烈的拉长、收缩。
b.根据自身实际情况循序渐进地增加负荷。
c.可在前方固定一弹力带，硬拉时抗阻。

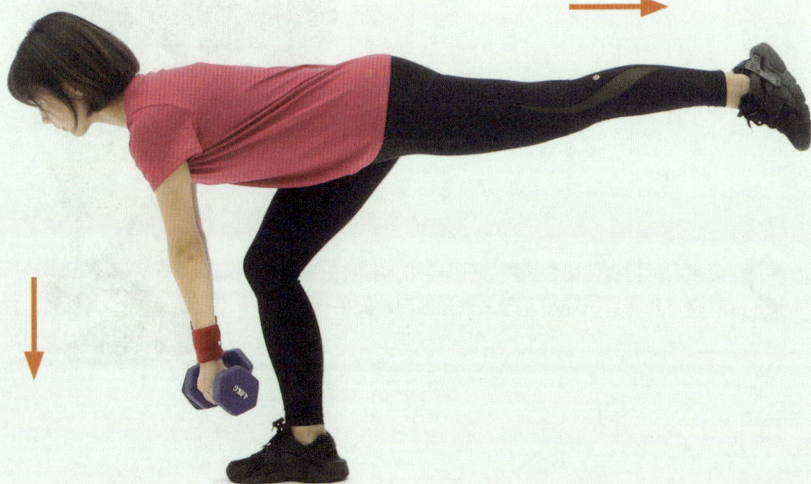

2 练习者保持腰背平直，肩胛骨收紧，一侧膝关节微屈，膝关节在前脚掌上方，同侧髋关节主动屈曲，躯干俯身向下，对侧腿后伸与躯干平行，双臂自然下落。回到起始姿势，换另一侧执行同样的动作。

髋关节肌群练习

● 相扑式深蹲

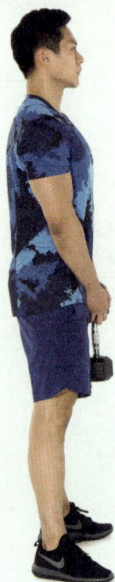

1 练习者站立于地面，双腿左右开立，间距是肩宽的 1.3 ~ 1.5 倍，双脚外旋，膝关节指向与第二、三脚趾方向一致，腰背部平直，双臂伸直，双手抓一只哑铃于身前。

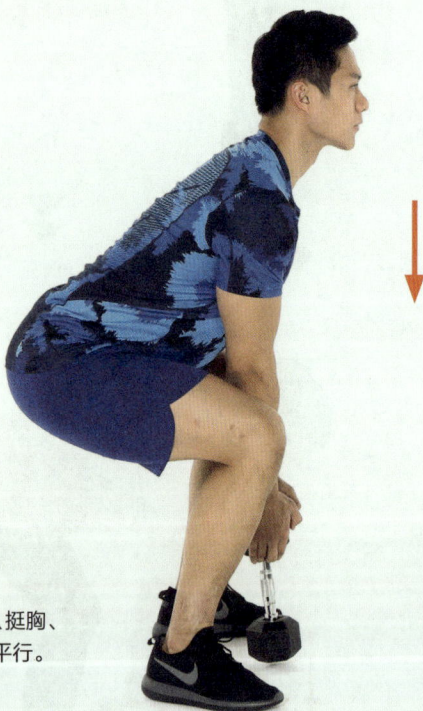

2 练习者保持身体重心居中，呼吸自然，抬头、挺胸、收腹，屈髋、屈膝向下蹲至大腿约与地面平行。

TIPS

a.下蹲时，始终保持背部挺直，膝关节指向与第二、三脚趾方向需保持一致，身体重心落在脚掌中央。

b.刚开始练习时，可先不负重，利用自身重量进行，熟悉动作后可适当增加练习负荷。

● 壶铃甩摆

目的

此练习主要锻炼臀肌、腘绳肌。

TIPS

练习时腰背部始终保持收紧、平直，切忌弯腰。

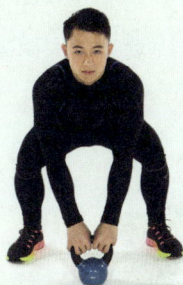

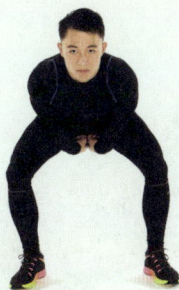

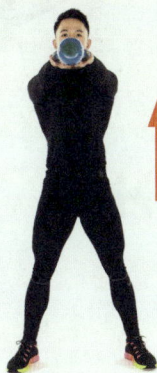

1 练习者站立于地面，双脚开立大于肩宽，壶铃放在双脚之间；俯身，髋、膝关节屈曲，手臂伸直，双手握住壶铃。

2 下肢发力蹬起将壶铃拉至髋关节位置；保持腰背部平直、收紧，膝关节微屈，主动屈髋，臀部向后移动。

3 臀肌收缩站起，将壶铃从双腿间向前摆动；再主动屈髋，将壶铃摇摆回双腿之间。

● 侧卧髋外展

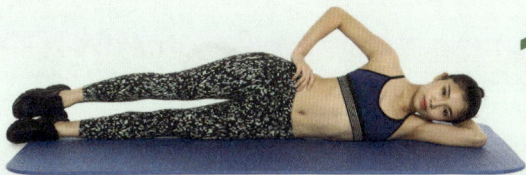

1 练习者侧卧于地面，下侧手臂枕于头部，上侧手臂扶髋，双腿叠放伸直。

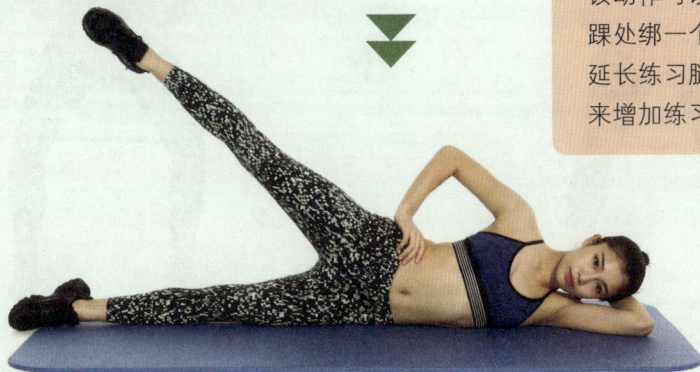

TIPS

该动作可以通过在脚踝处绑一个沙袋以及延长练习腿下落时间来增加练习难度。

2 保持身体平衡稳定，呼气，上侧腿髋关节外展使其抬高。回到起始姿势，换另一侧执行同样的动作。

第 4 章

膝关节稳定性锻炼策略

▼

下肢肌力练习

157

● 侧卧蚌式开合

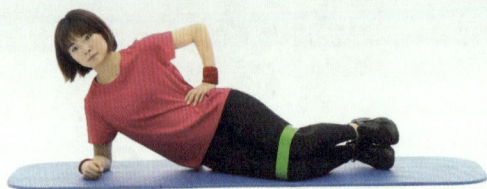

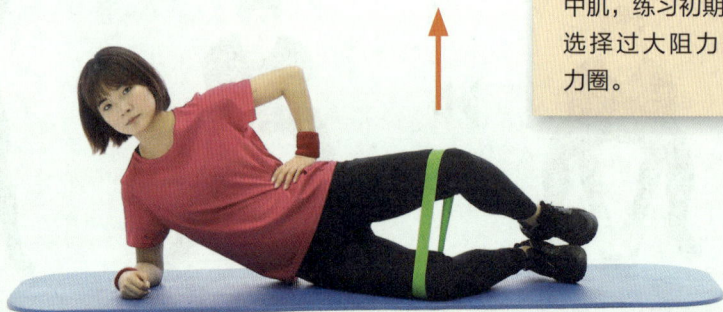

1 练习者侧卧于地面，下侧手臂于肩部正下方屈肘撑地，腰背平直；弹力圈套在膝关节位置，髋、膝关节屈曲，躯干、臀部与脚成一条直线上。

目的

此练习主要锻炼臀中肌，练习初期切勿选择过大阻力的弹力圈。

2 保持腰椎及骨盆稳定不动，以髋与脚跟做支点，上侧腿逐渐打开对抗弹力圈阻力。回到起始姿势，换另一侧执行同样的动作。

● 站立蚌式开合

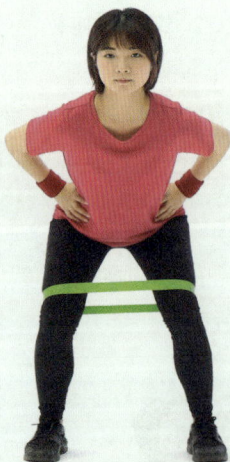

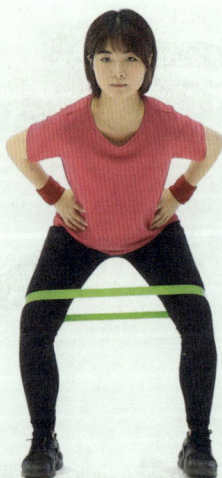

1 练习者站立于地面，双脚分开大于肩宽，脚尖朝前，略外旋；在膝关节位置套一根弹力圈，并保持一定张力。髋、膝关节微屈，双侧膝关节微微向内靠近。

2 练习者双腿向外打开，对抗弹力圈阻力。

● 坐姿器械髋外展抗阻

1 练习者坐在髋外展固定练习器械上，调整适当阻力。

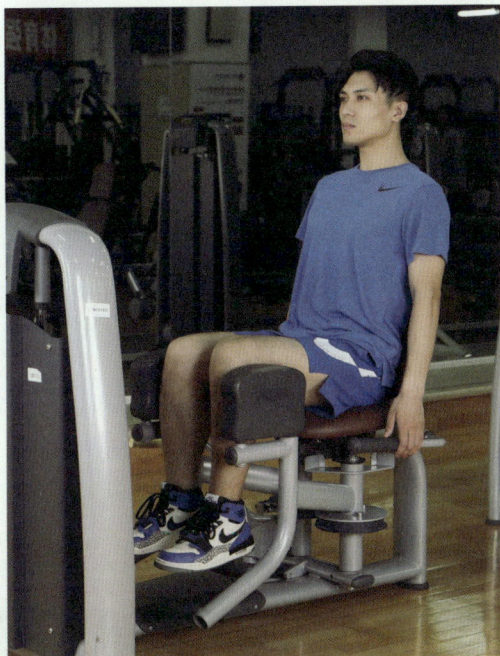

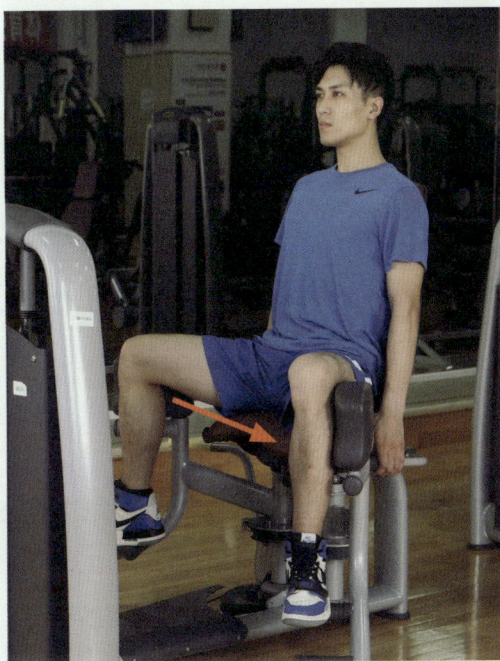

2 呼气，髋关节快速外展。

之前提到膝关节稳定性下降的一个原因是髋内收肌群、外展肌群失衡，下肢关节排列错乱。当我们在锻炼臀部肌群和髋外展肌群时，同样需要锻炼髋内收肌群以保持平衡。日常生活及运动中，尤其是足球、橄榄球等变向较多的运动项目，髋内收肌无力造成的常见损伤是腹股沟拉伤。Meta 分析表明，髋内收肌无力是腹股沟拉伤的主要危险因素。

● 仰卧 90-90 式内收肌挤压

目的

此练习主要锻炼髋内收肌群。

1 练习者仰卧于地面，腰背部贴于地面；屈曲髋关节，抬腿，两侧小腿夹在瑞士球中间位置。

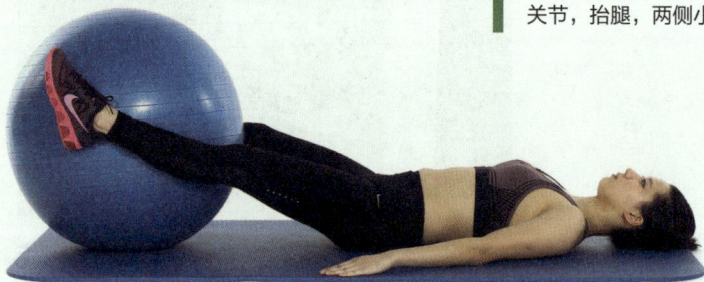

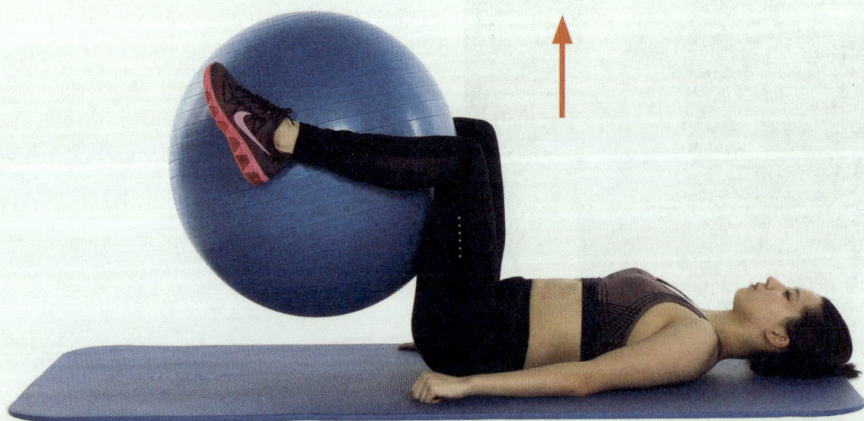

2 腹部收紧，髋、膝关节屈曲成 90°，将球抬起，用力夹球，保持静止不动，直至完成指定时间。

● 侧卧内收抬腿

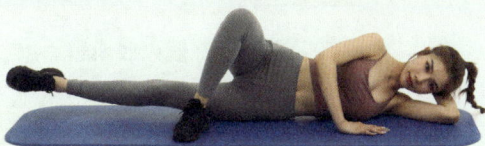

1 练习者侧卧于地面，下侧腿作为练习腿伸直，上侧腿髋、膝关节屈曲支撑于身前，上侧手臂支撑于地面，下侧手臂屈肘枕于头部下方。

目的

此练习主要锻炼髋内收肌群，可在下侧腿脚踝处绑一个沙袋，增加练习负荷。

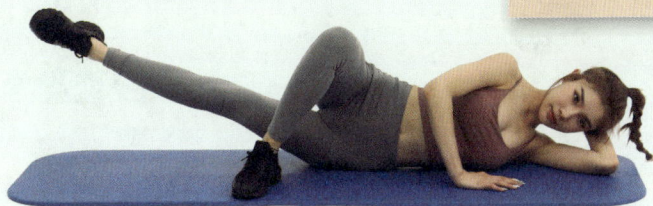

2 保持身体平衡稳定，下侧腿主动内收抬高。回到起始姿势，换另一侧执行同样的动作。

● 滑行盘－侧弓箭步

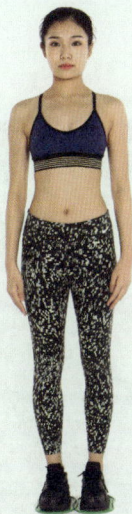

1 练习者站于滑行盘上，双脚脚尖朝前，膝关节指向与第二、三脚趾方向一致。

目的

此练习主要锻炼髋内收肌群。

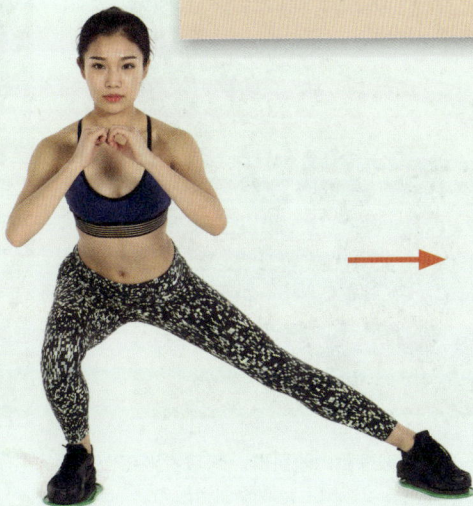

2 保持身体稳定，一侧脚踩滑行盘向外缓慢移动；另一侧腿屈髋、屈膝下蹲，两臂屈曲，两拳相对于胸前。回到起始姿势，换另一侧执行同样的动作。

●站立超级带内收

1 练习者站立于地面，在身体侧下方固定一根弹力带，并使弹力带套住练习腿脚踝，双手扶髋或扶一个物体平衡身体。

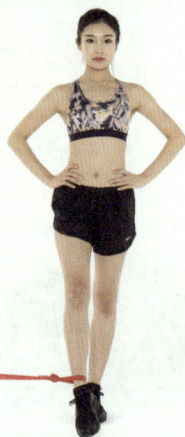

2 保持身体稳定，对抗弹力带阻力主动向内收练习腿。回到起始姿势，换另一侧执行同样的动作。

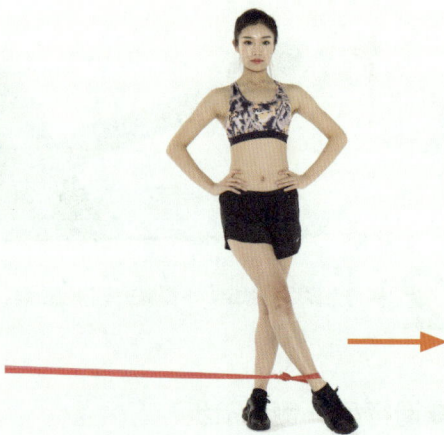

●坐姿髋内收（固定器械）

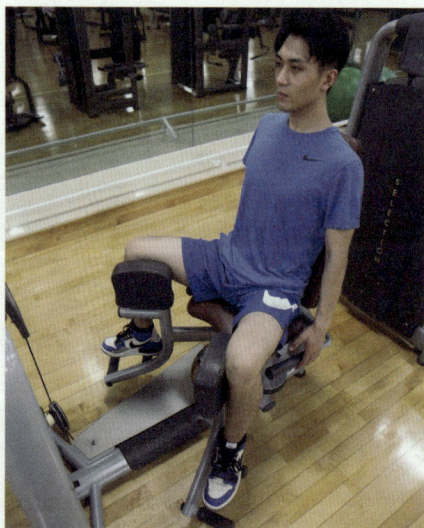

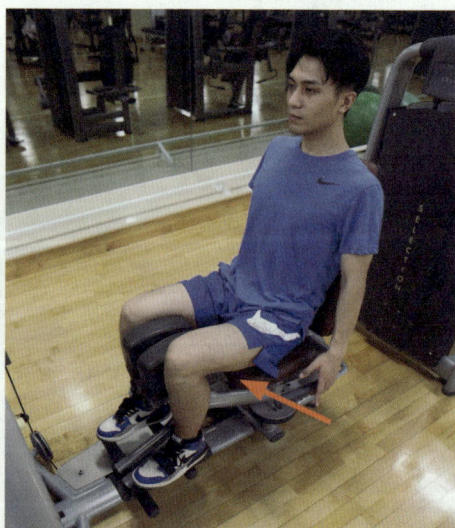

1 此练习主要锻炼髋内收肌群。练习者坐在髋内收固定练习器械上，调整适当阻力。

2 呼气，髋关节内收。

162

● 提踵练习

目的

此练习主要锻炼小腿三头肌。

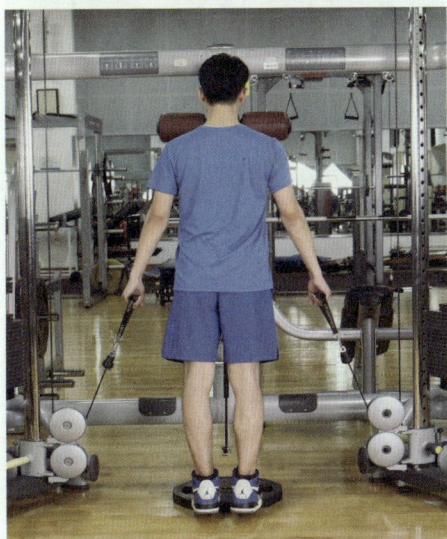

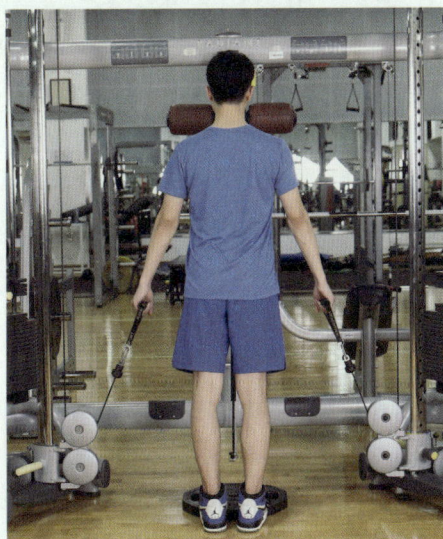

1 练习者前脚掌站立在台阶（或杠铃片）上，双手持相同阻力无轨迹阻力绳索把手于身体两侧，稳定身体平衡。

2 身体重心下降，脚跟触地。

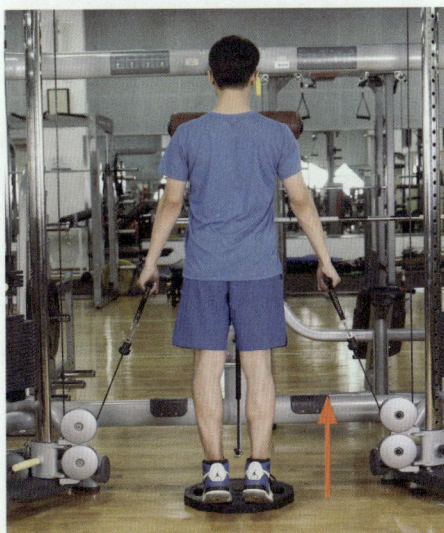

TIPS

练习初期可对抗自身重力进行练习，一段时间后可适当增加负重并单脚进行练习。

3 小腿肌群收缩提踵。

跳跃与灵敏性运动练习

在日常生活与运动中，我们的动作大多是在下意识的情况下完成的，成为一种习惯性动作。例如在路上行走或慢跑时无意识的跳跃、在运动中的突然变向，以及在慢跑过程中的紧急制动等常见动作。若是在错误的动作模式或者活动中，神经肌肉控制能力减弱时进行这些习惯性动作，可能容易出现损伤，这就需要我们提高下肢神经肌肉控制能力。研究发现，从生物力学的角度分析，动态过程中膝外翻现象是髋关节内收、内旋以及膝关节外展、内旋一起作用产生的不正确姿态，这种复杂的多平面运动导致膝关节前交叉韧带的张力增大，增加损伤风险。下意识的动作是大脑对我们工作肌肉的直接支配，工作肌肉良好的本体感觉和神经肌肉控制是对大脑的一种正确反馈。跳跃与灵敏性运动练习旨在使下肢肌群在动态活动中应用正确的动作模式，表现良好的本体感觉和神经肌肉控制能力，通过生活中常见的动作练习提升下肢肌群本体感觉，强化神经肌肉控制能力，进而增强膝关节稳定性。

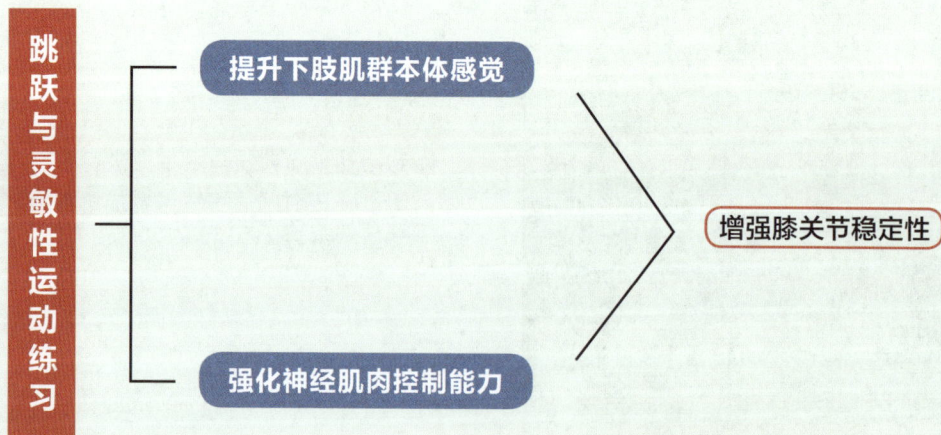

跳跃与灵敏性运动练习

- 提升下肢肌群本体感觉
- 强化神经肌肉控制能力

增强膝关节稳定性

跳跃练习

● 双腿原地纵跳 + 双脚落地

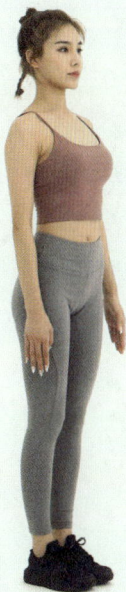

1 练习者站立于地面，双脚并拢，脚尖朝前。

TIPS

起跳下蹲与落地缓冲时切忌膝外翻（膝内扣），膝关节指向与第二、三脚趾方向一致。

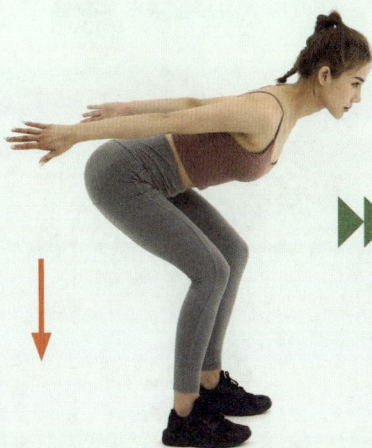

2 髋、膝关节屈曲，双臂向后伸展，重心向下降，呈半蹲姿势。

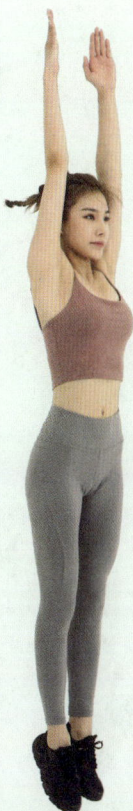

3 双臂向上摆动，下肢发力垂直向上蹬跳；腾空时，身体伸展。

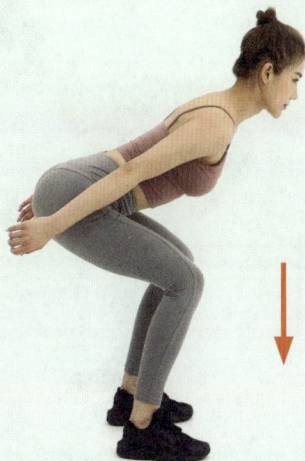

4 下落双脚接触地面时，髋、膝关节屈曲缓冲。

● 立定跳远

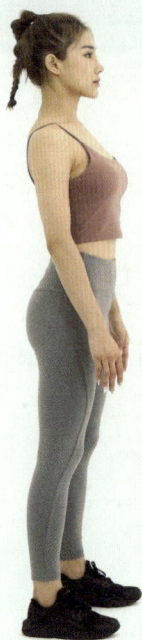

1 练习者站立于地面，双脚与肩同宽，脚尖朝前。

TIPS
双脚落地缓冲时切忌膝外翻（膝内扣），膝关节指向与第二、三脚趾方向一致。

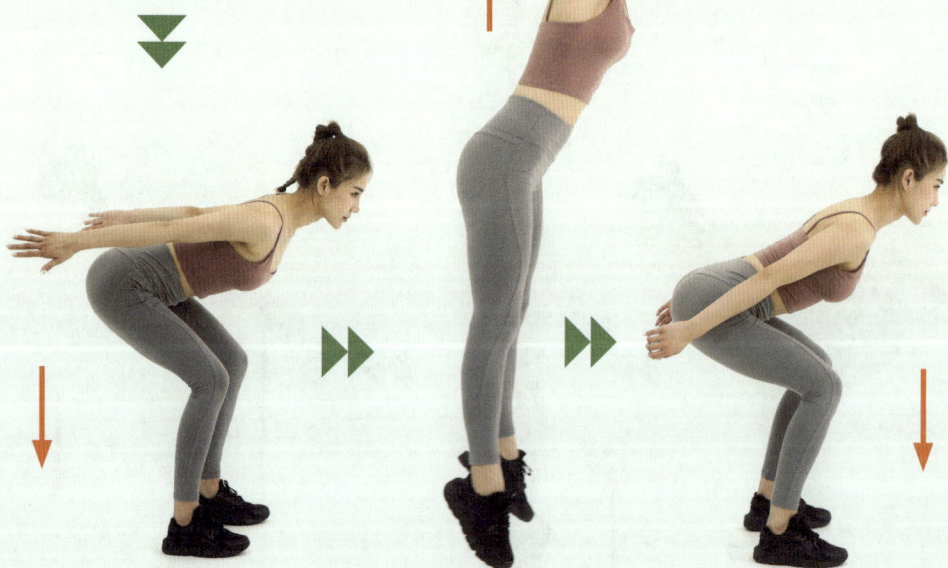

2 髋、膝关节屈曲，双臂向后伸展，重心向下降，呈半蹲姿势。

3 双臂向上摆动、身体重心向前倾斜，下肢发力向前上方蹬跳；腾空时，身体伸展。

4 下落双脚接触地面时，髋、膝关节屈曲缓冲。

● 变向转身纵跳

1 练习者站立于地面，双脚与肩同宽，脚尖朝前。

TIPS

起跳下蹲与落地缓冲时切忌膝外翻（膝内扣），膝关节指向与第二、三脚趾方向一致。

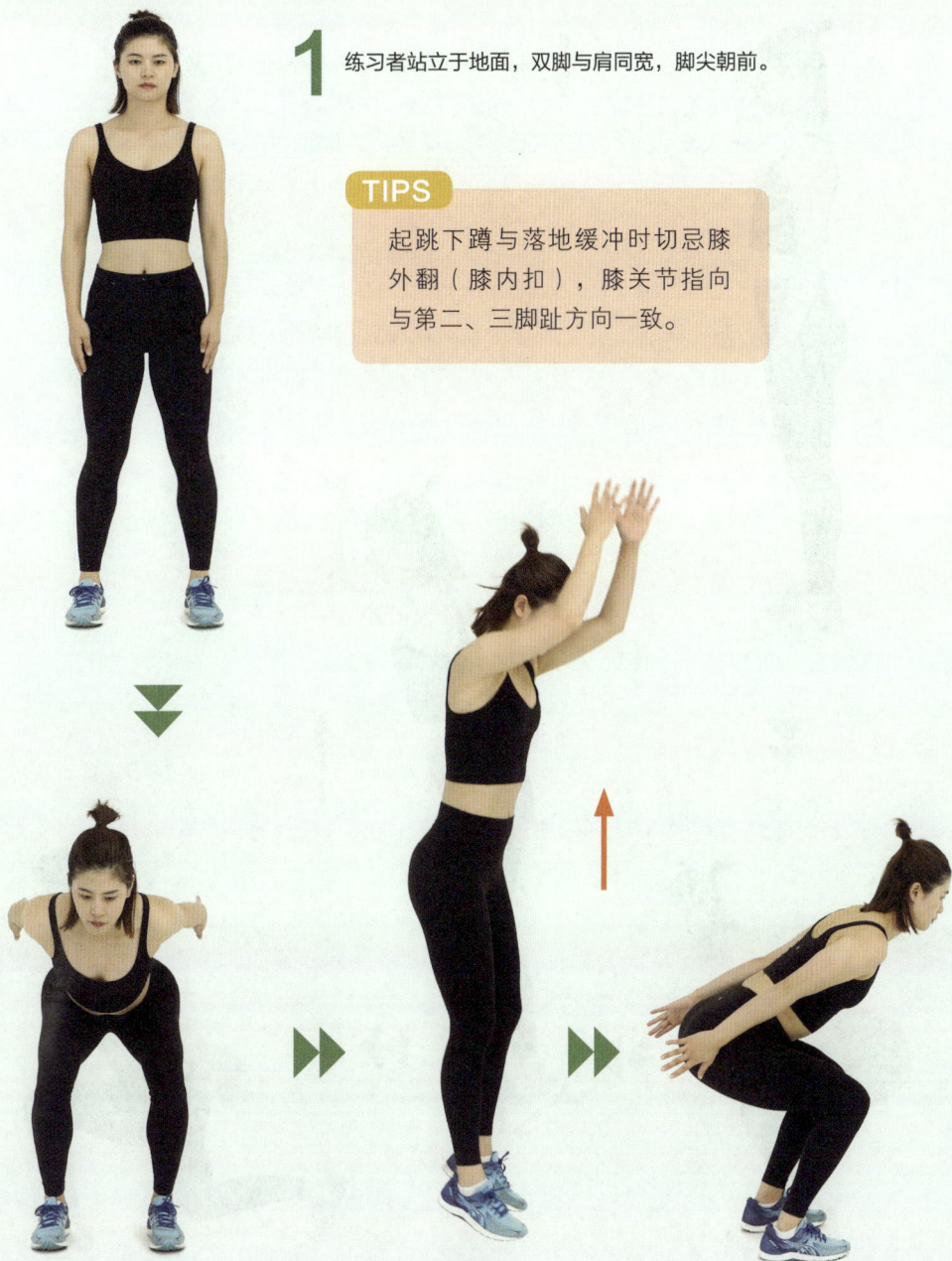

2 髋、膝关节屈曲，双臂向后伸展，重心向下降，呈半蹲姿势。

3 双臂向上摆动，下肢发力垂直向上蹬跳；腾空时，身体向左或向右旋转并伸展。

4 下落双脚接触地面时，髋、膝关节屈曲缓冲。

第 4 章

膝关节稳定性锻炼策略 ▼ 跳跃与灵敏性运动练习

● 双腿原地纵跳 + 弓箭步蹲落地

1 练习者站立于地面，双脚与肩同宽，脚尖朝前。

TIPS

前侧支撑腿落地时切忌膝外翻（膝内扣），膝关节指向与第二、三脚趾方向一致。

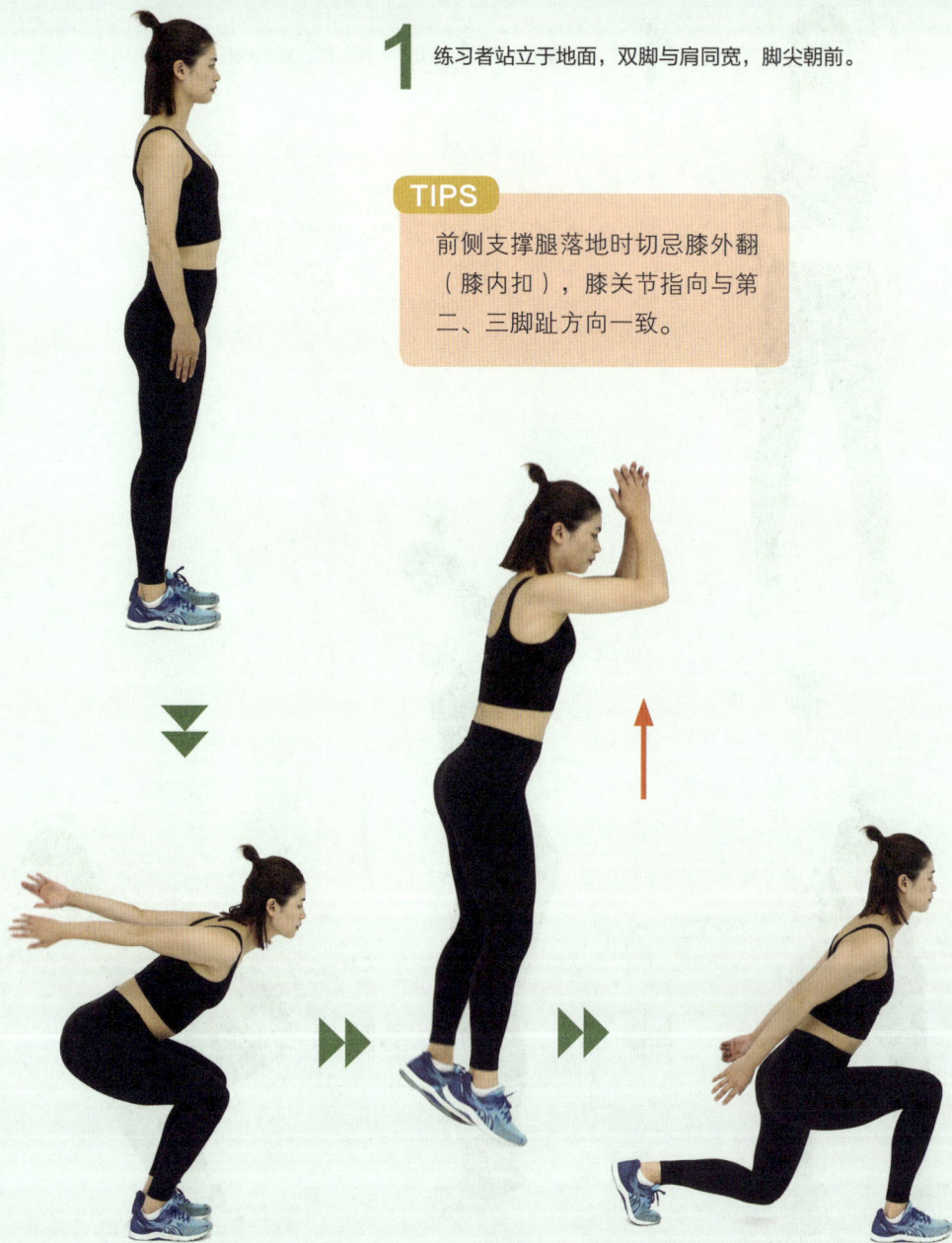

2 髋、膝关节屈曲，双臂向后伸展，重心向下降，呈半蹲姿势。

3 双臂向上摆动，下肢发力垂直向上方蹬跳；腾空时，身体伸展。

4 下落快接触地面时，双腿前后分开，呈弓箭步姿势落地缓冲。回到起始姿势，换另一侧执行同样的动作。

● 弓箭步跳

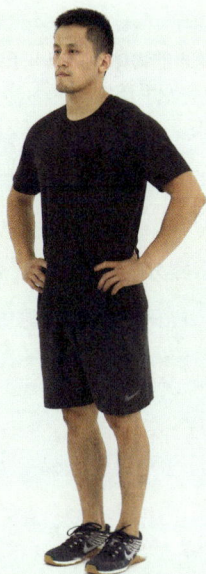

1 练习者站立于地面，双脚小于肩宽，脚尖朝前，双手扶髋。

TIPS

a.前侧支撑腿落地时切忌膝外翻（膝内扣），膝关节指向与第二、三脚趾方向一致。

b.练习时根据自身情况可选择全弓箭步下蹲跳跃，也可选择半弓箭步下蹲跳跃。

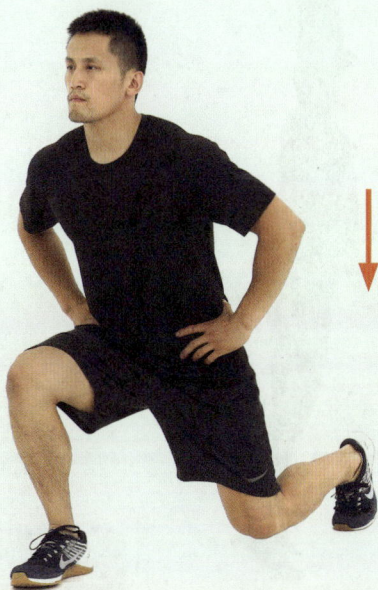

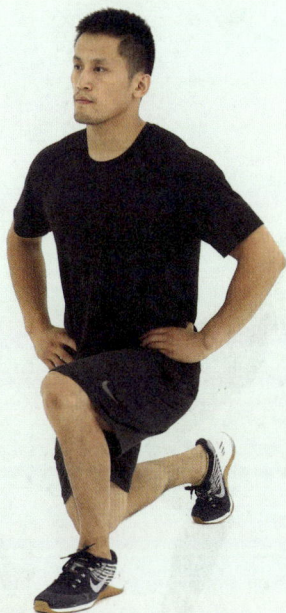

2 一侧腿向前跨步或向后撤步并下蹲，大腿与地面平行，膝关节在前脚掌上方，后侧腿脚尖撑地，膝关节悬空，躯干保持直立，腹部收紧，呈弓箭步姿势。

3 发力垂直向上蹬跳，腾空时前后腿交换，下落时呈弓箭步姿势缓冲落地。以弓箭步姿势持续跳跃。

第 4 章

膝关节稳定性锻炼策略 ▼ 跳跃与灵敏性运动练习

● 跳深

1 练习者双脚与肩同宽站在高 30 ~ 45 厘米的物体（跳箱）上，脚尖在跳箱边缘外，脚尖朝前，一侧腿向前悬空，双手在头顶伸直。

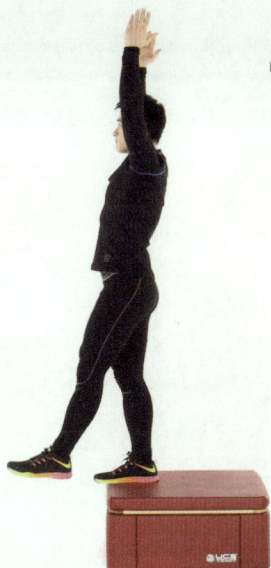

TIPS

a.双脚落地时切忌膝外翻（膝内扣），膝关节指向与第二、三脚趾方向一致。
b.落地时间尽可能短，不得停顿，触地瞬间应立即垂直跳起。

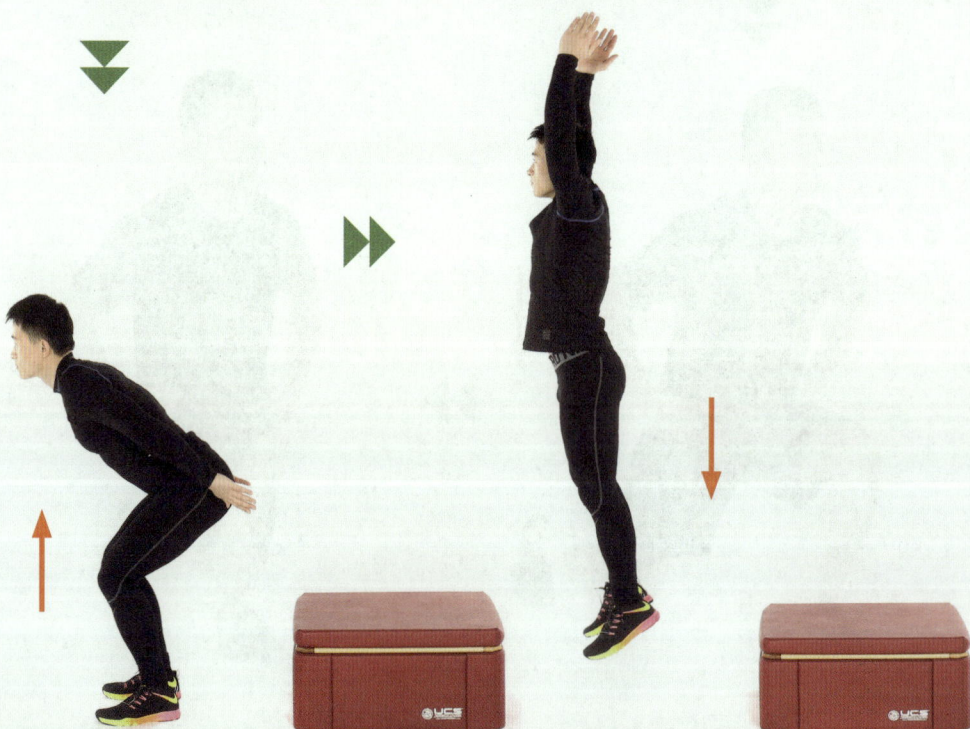

2 垂直跳下箱子，双脚落地，同时双臂向后摆。

3 落地瞬间下肢向上垂直发力蹬跳，双臂同时上举。

170

● 三级立定跳远

1 练习者双腿屈膝站立于地面，双脚与肩同宽，脚尖朝前。

TIPS

起跳下蹲与落地缓冲时切忌膝外翻（膝内扣），膝关节指向与第二、三脚趾方向一致。

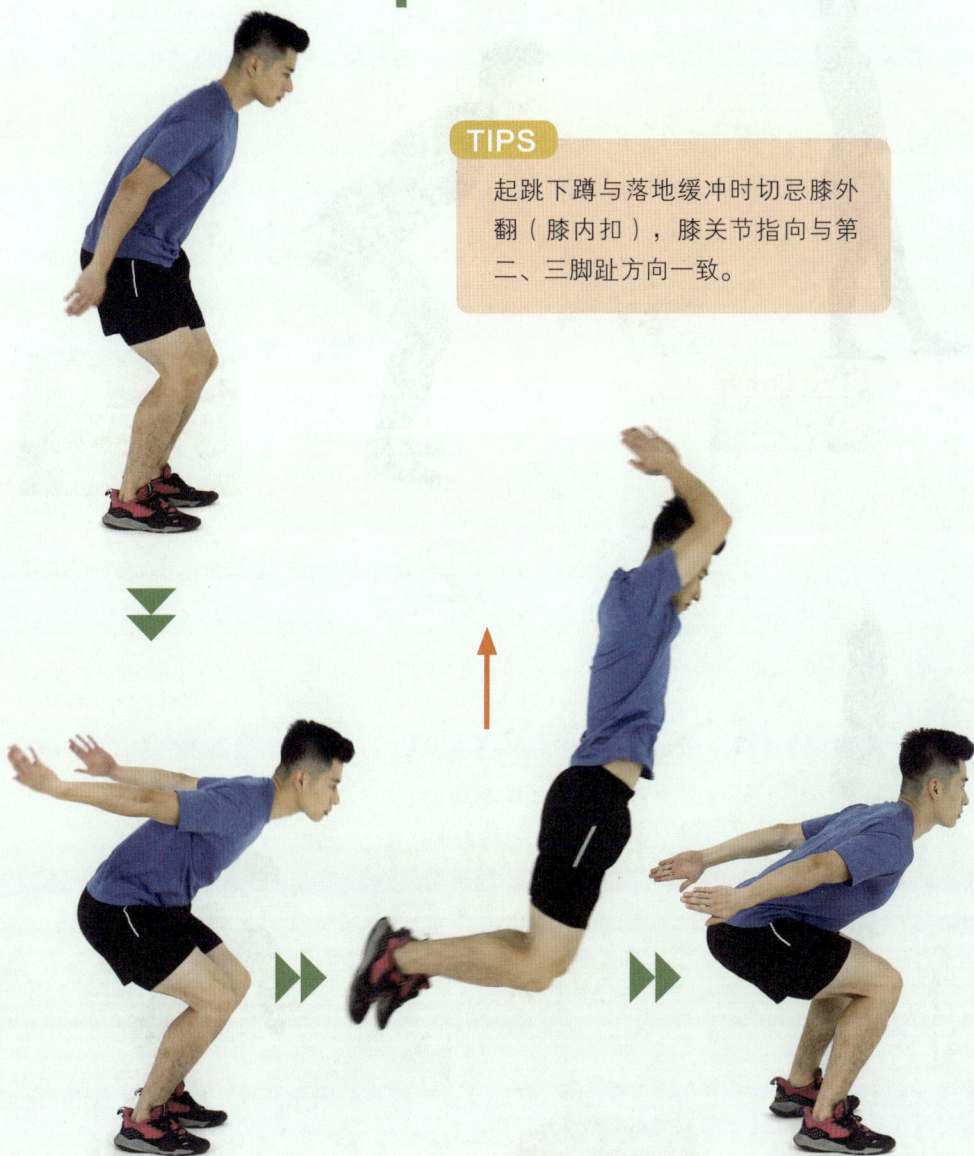

2 髋、膝关节屈曲，双臂向后伸展，重心向下降，呈半蹲姿势。

3 双臂向上摆动，身体重心向前倾斜，下肢发力向前上方蹬跳；腾空时，身体伸展。

4 下落双脚接触地面时，髋、膝关节屈曲缓冲。保持正确跳远动作，连续跳三次，并稳定下蹲。

● 跳深变向转身

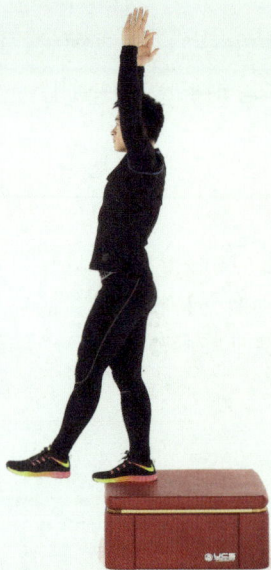

1 练习者双脚与肩同宽站在高 30 ~ 45 厘米的物体（跳箱）上，脚尖在跳箱边缘外，脚尖朝前，一侧腿向前悬空，双手在头顶伸直。

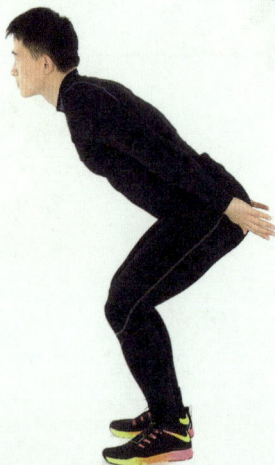

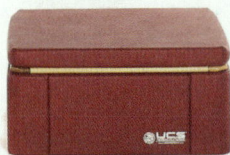

2 垂直跳下箱子，双脚落地，同时双臂向后摆。

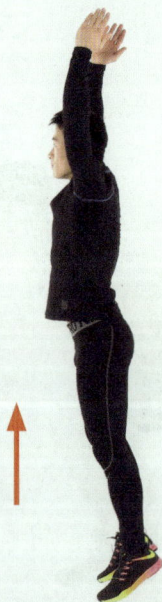

TIPS

双脚落地与转身呈弓箭步时切忌膝外翻（膝内扣），膝关节指向与第二、三脚趾方向一致。

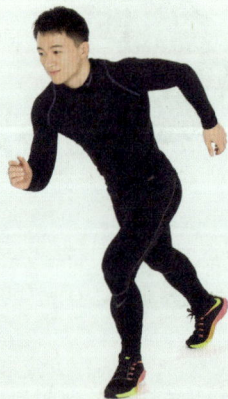

3 落地瞬间下肢向上垂直发力蹬跳，双臂同时上举。

4 双脚落地时，立即向左或向右转身冲刺跑。

● 原地单腿跳

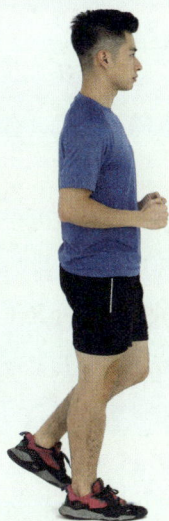

1 练习者单腿站立于地面，脚尖朝前。

TIPS

支撑腿落地时切忌膝外翻（膝内扣），膝关节指向与第二、三脚趾方向一致。

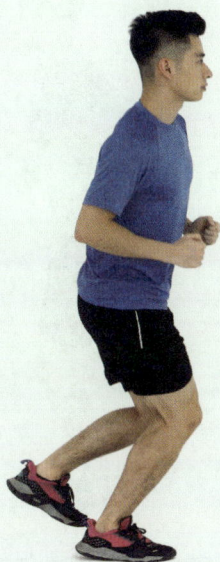

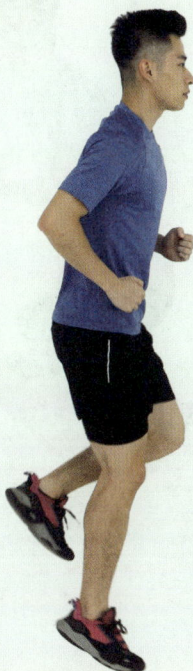

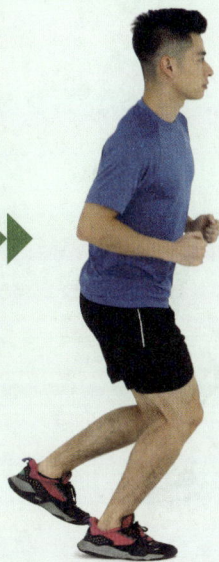

2 支撑腿髋、膝关节屈曲，重心向下降，呈半蹲姿势。

3 支撑腿发力垂直向上蹬跳。

4 下落单脚接触地面时，支撑腿髋、膝关节屈曲缓冲。回到起始姿势，换另一侧执行同样的动作。

第 4 章

膝关节稳定性锻炼策略 ▼ 跳跃与灵敏性运动练习

● 原地单腿三级跳远

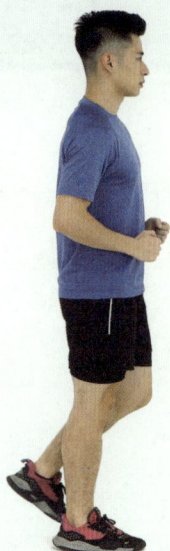

1 练习者单腿站立于地面，脚尖朝前。

TIPS

起跳下蹲与落地缓冲时切忌膝外翻（膝内扣），膝关节指向与第二、三脚趾方向一致。

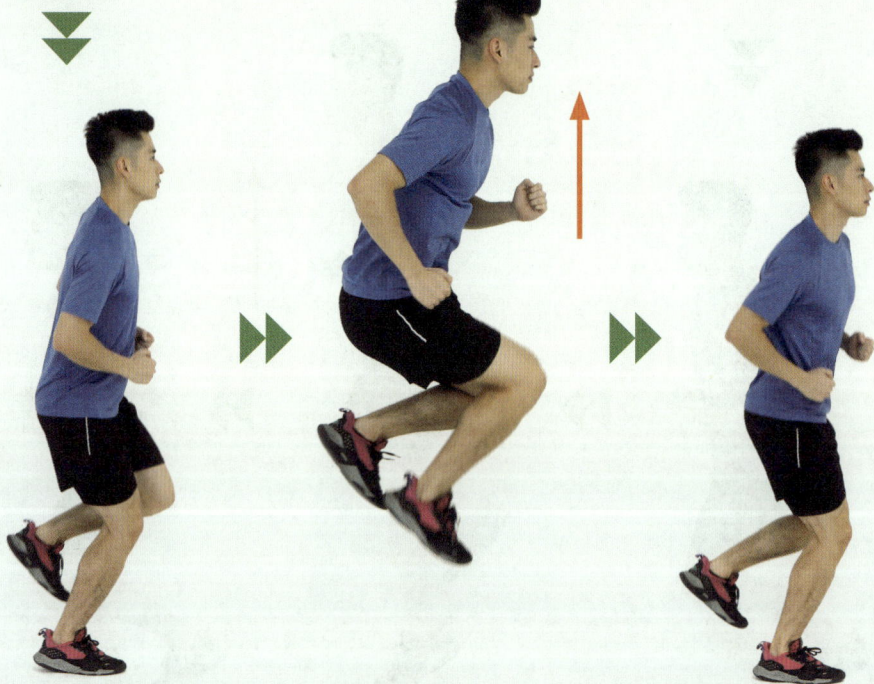

2 支撑腿髋、膝关节屈曲，重心向下降，呈半蹲姿势。

3 身体重心向前倾斜，支撑腿发力垂直向上方蹬跳。

4 下落单脚接触地面时，支撑腿髋、膝关节屈曲缓冲。保持正确单腿跳远动作，连续跳三次，并稳定落地。回到起始姿势，换另一侧执行同样的动作。

灵敏性练习

● 跳方格练习

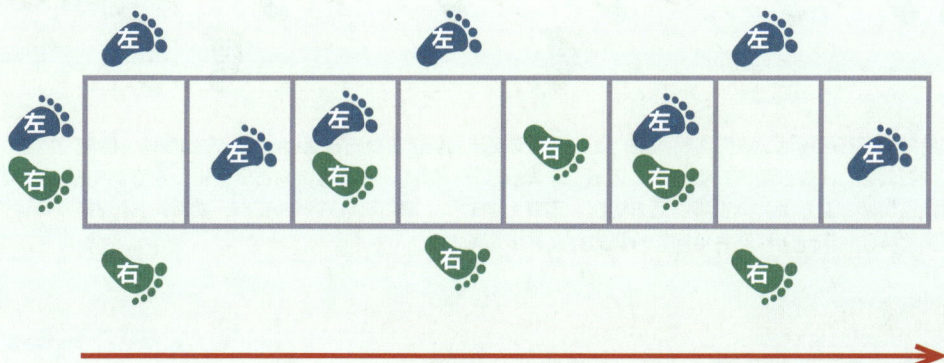

练习者寻找一个敏捷梯或在地上画几个方格（如上图），站在方格一侧顶端，双脚与肩同宽；下蹲起跳至前一方格，双腿分开，双脚落在方格两边，落地瞬间再向前一方格起跳，并左脚落在方格内；左脚落地瞬间再向前一方格起跳，并双脚落在方格内。练习者按照内双脚一外双脚一内单脚的顺序重复持续进行练习。

● 侧滑步

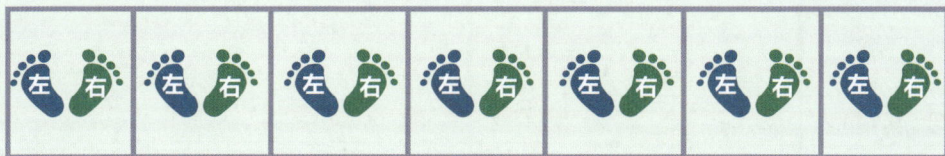

练习者站立在开阔场地，双脚与肩同宽；以向右侧滑步为例。右脚向右侧迈一步，左脚触地并侧向发力蹬，随后左脚紧跟右脚向一侧移动。练习者再反方向进行侧滑步练习。

●交叉步

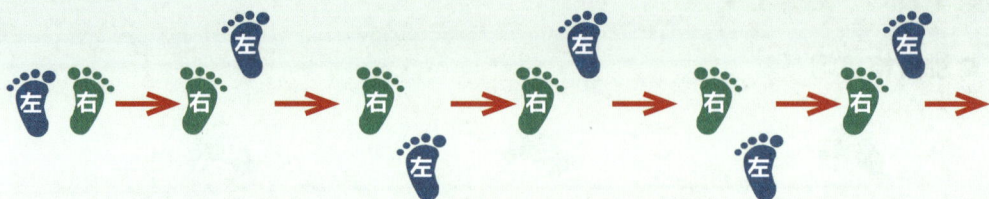

练习者站立在开阔场地，双脚与肩同宽；以向右侧交叉步为例。右脚向右侧迈一步，左脚触地并侧向发力蹬，同时向右转髋，左脚顺势向右脚右前方迈出；左脚触地支撑瞬间，右脚再次向右侧迈出；左脚侧向发力蹬，同时向左转髋，左脚顺势向右脚右后方迈出；重复上述动作。即左脚以右脚为支点，交替向右脚右前方和右后方交叉移动；向一侧移动后再向另一侧进行交叉步练习。

TIPS

练习者可根据自身情况调整交叉步步幅与步频。

●T形跑练习

练习者按照下图路径进行练习。需要在不同的方向应用不同的跑步姿态。

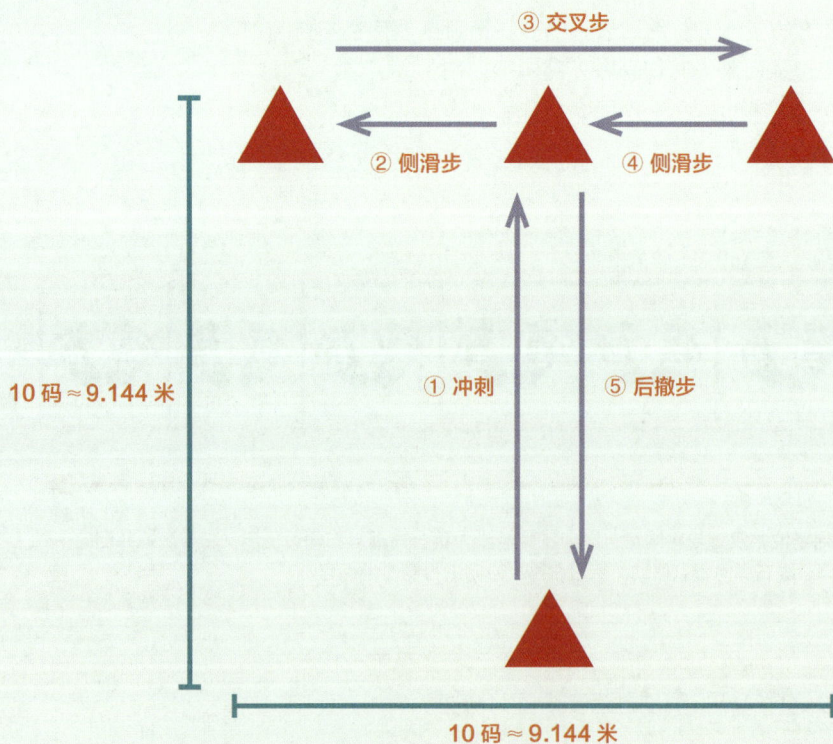

● 方形跑练习

练习者按照下图路径进行练习。需要在不同的方向应用不同的跑步姿态。

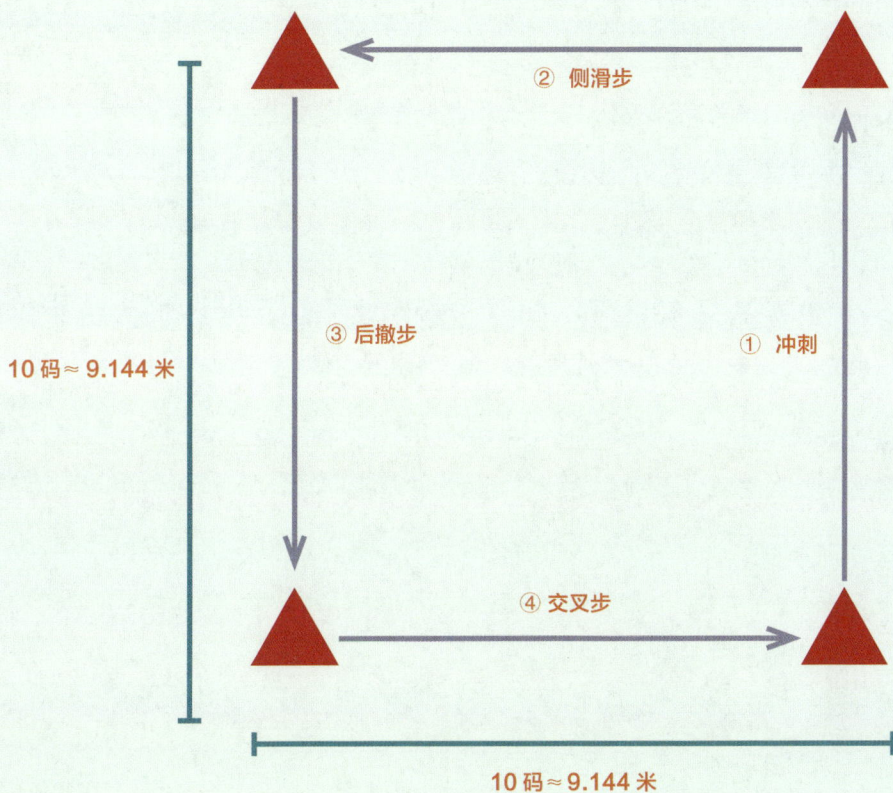

② 侧滑步

③ 后撤步

① 冲刺

10 码 ≈ 9.144 米

④ 交叉步

10 码 ≈ 9.144 米

膝关节稳定性锻炼策略

▼

跳跃与灵敏性运动练习

第5章

膝关节稳定性锻炼计划安排

　　本章将提供一些膝关节稳定性锻炼计划。考虑到锻炼的广泛性，不同人群所处的阶段不同，这里提供的计划模板只是一种参考，练习者可以参考前几章介绍的动作内容，根据自身情况编排属于自己的锻炼计划。在制订不同的计划时，仍需坚持循序渐进原则，并在保证动作质量的前提下进行进阶练习。掌握正确的生物力学机制至关重要，绝对不要为了进展到更高级的练习而牺牲动作质量。正如第4章膝关节稳定性锻炼策略中提到，功能性动作纠正—肌力强化—运动功能表现提升，三个阶段逐级进展，每个阶段中锻炼负荷和动作难度也是循序渐进地增加的，如动作难度，练习负荷，动作稳定控制时间，组、次数的增加等。每名练习者并不是都需要从头开始锻炼，在平时的锻炼中，结合第3章的相关评估内容，练习者可自我评估决定侧重于某个练习阶段进行锻炼，最终提升运动功能表现。

功能性动作纠正阶段

　　当练习者在进行简单下肢动作时出现动作模式错误，例如下蹲时出现髋关节屈曲障碍，单腿蹲时膝外翻等，练习者应侧重动作模式纠正，首先恢复正确的动作模式。肌力训练可以根据自我核心肌力和下肢肌力情况选择不同难度动作进行，本章介绍的肌力训练计划以难度较低的动作为主。

TIPS 表5.1中的计划安排并不是固定不变的，练习者可以根据适应情况进行调整。

表 5.1 功能性动作纠正阶段（模板）

动作准备	1. 下肢关节肌筋膜放松 2. 下肢静态拉伸 3. 髋关节灵活性练习 4. 踝关节灵活性练习			
训练内容	**练习**	**组数**	**次数 / 时长**	**页码**
腹式呼吸练习	坐姿俯身腹式呼吸	3	1 分钟	100
	鳄鱼式腹式呼吸	3	1 分钟	101
下肢稳定性练习	单膝跪地壶铃头部绕环	3	12	71
动作模式纠正练习	仰卧挺髋练习	3~4	12	83
	背长杆髋关节铰链练习	3~4	12	84
	下蹲膝外翻纠正练习	3~4	12	88
	弓箭步膝外翻纠正练习	3~4	12	92
核心稳定性练习	死虫练习	3~4	10~12	121
	侧平板支撑	3~4	30 秒	106
	跪姿后顶瑞士球	3~4	60 秒	110
下肢肌力练习	臀部触墙（瑞士球）静蹲	3~4	90~120 秒	144
	仰卧长距单腿顶髋	3~4	12	151
软组织放松				

肌力强化阶段

肌力强化阶段首先要求练习者纠正为正确的下肢动作模式，在正确的力学机制下进行下肢肌力强化。在此阶段，练习者可选用书中介绍的不同动作进行组合锻炼，可根据训练效果进阶或退阶动作难度及练习负荷。在正确动作模式引导下，这一阶段的练习将是对练习者核心力量和下肢肌肉力量的强化提升。

TIPS 表5.2中的计划安排并不是固定不变的，练习者可以根据适应情况进行调整。

表 5.2 肌力强化阶段（模板）

动作准备	1. 下肢关节肌筋膜放松 2. 下肢静态拉伸 3. 髋关节灵活性练习 4. 踝关节灵活性练习				
训练内容	**练习**	**组数**	**次数 / 时长**	**页码**	
腹式呼吸练习	鳄鱼式腹式呼吸	3	1 分钟	101	
下肢稳定性练习	燕式平衡壶铃摇摆	3	10~12	76	
动作模式纠正练习	背长杆髋关节铰链练习	3	10~12	84	
	箱式深蹲	3	10~12	89	
	弓箭步膝外翻纠正练习	3	10~12	92	
核心稳定性练习	悬吊平板支撑锯式拉长	3~4	10~12	118	
	BOSU 球侧平板支撑	3~4	30 秒	107	
	侧平板支撑接抛球	3~4	10~12	120	
	瑞士球－俯卧－背部伸展静力	3~4	60~90 秒	110	
下肢肌力练习	颈后／颈前深蹲（以弹力带为例）	3~4	10~12	146/147	
	仰卧瑞士球勾腿	3~4	10~12	152	
	相扑式深蹲	3~4	10~12	156	
	站立蚌式开合	3~4	10~12	158	
	提踵练习	3~4	10~12	163	
软组织放松					

运动功能表现提升阶段

运动功能表现提升是膝关节稳定性练习的最后一个阶段。在这个阶段，练习者在动作模式和肌肉力量方面都已建立良好的基础。在此基础上，练习者可通过结合实际生活中的常见动作发展并优化运动中的本体感觉能力以及膝关节动态神经肌肉控制能力。

TIPS 表5.3中的计划安排并不是固定不变的，练习者可以根据适应情况进行调整。

表 5.3 运动功能表现提升阶段（模板）

动作准备	1. 下肢关节肌筋膜放松　2. 下肢静态拉伸 3. 髋关节灵活性练习　4. 踝关节灵活性练习			
训练内容	**练习**	**组数**	**次数 / 时长**	**页码**
腹式呼吸练习	90-90 式腹式呼吸	3	1 分钟	101
下肢稳定性练习	单腿提膝站立 + 燕式平衡	3	10	78
动作模式纠正练习	落地缓冲膝外翻纠正练习	3	10~12	94
	跳箱跳下落地缓冲练习	3	10~12	96
	原地起跳落地缓冲练习	3	6~8	97
核心练习	双膝跪姿健腹轮离心拉长	3~4	10~12	128
	侧撑顶髋	3~4	10~12	135
	站姿转体	3~4	10~12	136
	俯卧伸髋	3~4	10~12	140
下肢肌力练习	弓箭步蹲 / 保加利亚分腿蹲	3~4	10~12	148/149
	俯卧勾腿（以固定器械为例）/ 直腿硬拉	3~4	10~12	153/154
	壶铃甩摆	3~4	10~12	157
	站立蚌式开合	3~4	10~12	158
跳跃与灵敏性运动练习	立定跳远	3~4	6~8	166
	跳深 / 跳深变向转身	3~4	6~8	170/172
	跳方格练习 / 侧滑步 / 交叉步	3~4	4~6	175/175/176
	T 形跑练习 / 方形跑练习	3~4	4~6 循环	176/177
软组织放松				